养好腿和脚，腿好人不老

王淼 编著

天津出版传媒集团

天津科学技术出版社

图书在版编目（CIP）数据

养好腿和脚，腿好人不老 / 王淼编著 . —天津：
天津科学技术出版社，2015.8（2024.1 重印）
　　ISBN 978-7-5576-0252-9

Ⅰ.①养… Ⅱ.①王… Ⅲ.①腿部—养生（中医）—基本知识②足—养生（中医）—基本知识 Ⅳ.①R212

中国版本图书馆 CIP 数据核字（2015）第 218799 号

养好腿和脚，腿好人不老
YANGHAO TUIHEJIAO, TUIHAO RENBULAO

责任编辑：	梁　旭
责任印制：	王品乾
出　　版：	天津出版传媒集团 天津科学技术出版社
地　　址：	天津市和平区西康路35号
邮　　编：	300051
电　　话：	（022）23332369（编辑室）
网　　址：	www.tjkjcbs.com.cn
发　　行：	新华书店经销
印　　刷：	三河市天润建兴印务有限公司

开本 710×1000　1/16　印张 13　字数 160 000
2024 年 1 月第 1 版第 2 次印刷
定价：49.80 元

前言 PREFACE

随着生活水平的提高,越来越多的人开始关注健康和养生。是的,俗话说,身体是革命的本钱。失去了健康的身体,就等于失去了人最宝贵的财富。因此,我们应在平时多注意保养自己的腿和脚,或者多运动,或者通过按摩身体来进行保养,这些都是保障身体健康的守护神。

在人体中,腿和脚属于下肢的组成部分。以脚而言,它除了是人体重要的载重器官之外,还汇聚了人体的60多个重要穴位,是人体五脏六腑的反射区,人的很多疾病都可以通过按摩脚部的相关反射区来治疗。因此,脚被称为人体的"第二心脏"。腿和脚上的穴位主要有:涌泉穴、太冲穴、足三里穴,等等,这些都是养生的关键穴位。

在养生上,脚对我们非常重要。因此我们应该学会足浴、足部按摩的一些方法和技巧,从而为自己的身体健康打下基础。

而腿,是连接脚和人体上半身的桥梁,也是我们健康养生不可忽视的重要部位。腿部的保养,也有很多我们值得学习和牢记的方法技巧。在这里，我们就不一一赘述了。

在日常生活中，对于腿和脚这两个如此重要的保健养生的重要部位，很多人并不了解，或者说只是大概知道一点关于这方面的按摩知识，而对于腿脚和人体的反射区、重要穴位等认识和全面的按摩、药浴知识却并不完全了解。因此，笔者根据自己多年从事中医推拿和按摩的经验，编写了这本书，旨在能给广大患者朋友提供一些力所能及的帮助，望能让大家不再大把大把吃药，而是通过自己的锻炼和按摩、药浴等简单方法来呵护自己的身体。

本书共分为八章，从脚和腿的穴位分布、体内各大脏器的反射区在腿和脚上的分布及如何通过对腿和脚进行按摩来治疗疾病等方面，全面、系统地阐述了腿、脚按摩的重要性、可操作性和一些简单实用的操作方法，为读者朋友们提供了一些有用的健康养生的方法。

由于时间仓促，本书在编写过程中难免出现错误和不足，还望业内资深专家和读者朋友们批评指正。

目录 CONTENT

第一章
腿脚经脉、穴位分布及功效

不可忽视的健康之门——腿脚的养生学问 / 002

脚部经脉分布及脚部疾病 / 003

腿脚上的传统穴位——足三阳足三阴经 / 006

涌泉穴——生命之泉 / 008

然谷穴——胃的守卫者 / 010

大敦穴——离不开的养生特效穴 / 013

行间穴——治疗疾病的特效穴 / 015

足太阴脾经太白穴——健脾要穴 / 016

足背侧太冲穴——重要的养生穴 / 017

足内侧太溪穴——人体生命力的象征 / 020
申脉穴——身体驱寒的好帮手 / 021
足少阳胆经丘墟穴——让你勇敢面对不幸 / 023
足临泣穴——人体的医学专家 / 025

第二章
通过"腿脚语言",了解身体健康

观察足色,利于尽早发现病情 / 028
足趾异常的警示 / 031
足趾甲变化的警示 / 033
脚现痴呆线,慎防老年痴呆症 / 034
腿为什么会出现抽筋的症状 / 036
腿脚麻木的疾病判断 / 039
手足逆冷或发热,根据具体情况来判病 / 040
椎管狭窄不可忽视 / 042
爱侧立双脚,子宫和前列腺或有问题 / 044

第三章
腿脚反射区，人体健康的守护者

腿脚反射区，健康不衰老的守护者 / 048

脚心反射区对应的部位及功效 / 050

足趾反射区对应的部位及功效 / 052

左足掌前半部反射区对应的部位及功效 / 055

左足掌后半部反射区对应的部位及功效 / 057

足外侧反射区对应的部位及功效 / 061

足背反射区对应的部位及功效 / 063

右脚反射区对应的部位及功效 / 065

小腿内侧反射区对应的部位及功效 / 067

小腿外侧反射区对应的部位及功效 / 069

提高孩子的自愈潜能，要注意哪些反射区 / 071

提高中老年人的自愈潜能，要注意哪些反射区 / 073

第四章
腿足养生的几种常用方法

腿脚按摩，疏通经络、调节阴阳 / 078

手法刺激反射区，腿脚按摩效果佳 / 080

选择得当的按摩手法和力度 / 084

腿脚按摩需要注意什么 / 086

腿脚按摩的常用手法 / 088

腿脚按摩也应该注意选择合适的人群 / 091

拔罐疗法及适宜人群 / 093

腿疗之后的一些短暂异常反应 / 098

第五章

足道治百病，常见疾病的腿脚疗法

足部按摩的作用 / 102

治感冒发烧，用腿脚疗法 / 104

防治头痛，用腿脚疗法 / 107

足部按摩治疗慢性咽炎 / 109

常按足部，对于保护心脏有益 / 111

糖尿病患者要注意足部护理及保健 / 113

"三高"患者的福音——足部按摩帮你解病痛 / 115

足部按摩及针灸，对于中风偏瘫很适用 / 119

足部按摩，治疗慢性胃炎 / 121

足部按摩，有效治疗胃痛 / 122

肩周炎自然疗法，足部按摩及泡脚 / 124

按摩足部反射区，治疗腰肌劳损 / 126

按摩腿脚治疗神经衰弱 / 128

按摩腿脚治疗颈椎病 / 129

第六章

护好腿脚，美容养颜瘦身不衰老

按摩足部，消灭小痘痘 / 132

足部按摩法，有效祛除黄褐斑 / 134

"头上的问题脚来医"，摆脱脱发的烦恼 / 135

足部按摩的瘦身秘诀 / 137

腿浴按摩，排毒养颜效果佳 / 140

五脏功能理顺靠腿脚，美容问题迎刃而解 / 142

常揉足三里，越变越美丽 / 144

常揉三阴交，终身不变老 / 147

心烦失眠发脾气，腿疗帮你过更年 / 148

"老眼昏花"有对策，简单易行三招妙 / 150

闭经提前，足部按摩有办法 / 153

第七章

生生不息，生活中的腿脚养生智慧

古人盘腿坐，养生好方法 / 156

"春捂"的关键，在于腿和脚 / 158

运动后如何按摩腿部 / 159

小腿抽筋，如何应对 / 161

常跷"二郎腿"，小心会患疾病 / 163

每天按摩脚心，祛除百病好方法 / 165

简易小动作，呵护腿部健康 / 167

光脚走路的好处 / 168

第八章

动动腿脚，体验健康的生活

预防疾病，就要多动腿脚 / 172

多走路，保护心脏健康 / 175

走路——缓解压力的好方式 / 177

走路可以抵御糖尿病 / 179

走路，增强免疫力的良方 / 180

多动腿脚，血压不高 / 182

多动腿脚，降低血糖 / 184

学会走路方法，让自己更加的健康 / 186

选好鞋子是健康走路的重要保障 / 188

走路减肥需要注意的五个关键点 / 191

标准的走路姿势才是健康的 / 193

第一章 腿脚经脉、穴位分布及功效

不可忽视的健康之门——腿脚的养生学问

在医学上,足疗和腿疗并不是相同的。因为脚和腿上的经络布局是不同的,所以这两种部位治疗的方法也有很多不同之处,它们的功效也有很大的差别,因为:

一、腿部布局着密集、复杂的经络系统,所涉及的穴位也很多

足疗对穴位的刺激其实是比较有限的,它的效果仅仅能让位于反射区内的穴位得到刺激。而腿部治疗的反射区就比较广了,不但包含了足疗的反射区,而且包含了小腿上的足三阴、足三阳这六个经脉,也涉及60多个重要穴位,比如足三里、三阴交、承山、照海等。腿原本存在丰富的经络,包括足部和小腿部的重要穴位,因此,腿疗的作用比足疗大多了。

二、腿部对药物的吸收更直接

腿疗和足疗的共同点是都要经过药浴的浸泡,然后再进行按摩。药浴的好处非常多,比如,让脚部和腿部获得温暖,从而让血液循环更加顺畅。最重要的是,通过药浴,药物可以通过皮上组织进入皮层,这样皮肤就能更好地将这些物质吸收并发挥作用。如果皮肤的厚薄不适当,泡药浴的面积不够全面,血管不够密集的话,药物的吸收就会受到影响。通常,小腿的皮肤都很薄,其厚度仅是足部的 1/5,同时,小腿的面积比足底多四倍,血管的分

布也比足底多六倍。因此，腿部对药物的吸收效果显然比足部更好。

医学研究证明，被腿部吸收的药物，其发挥的效用更好。正因为如此，腿部吸收药物的功能是我们不能忽视的。

药物是怎样被腿部的皮肤吸收的呢？通常而言，人们认为只有口服药物，才会被人体有效地吸收。而药物直接渗入皮肤并进入到身体中，的确让人觉得无法相信！但是，众多的事实已证明此事的准确性。俗话说，"是药三分毒"，在我国曾有几家大型医疗机构对这个问题做过一次调查。结果发现，很多人患病的根源都是滥用药物造成的，从而造成数十万人死亡。即使中药，造成的中毒事件也不在少数。故而在用药中我们一定要非常谨慎。

现在，人们为了减少药物的毒副作用，采用皮肤吸收药物的方法深受欢迎，刮痧、拔罐、针灸、按摩等传统中医的治疗也渐渐受到人们的青睐。同时，药浴也随之受到人们的重视。这是因为，人体通过在中药中浸泡，从而将药物吸收到体内，这种吸收药物的方式不是经过肠胃吸收的，降低了中毒概率。

因为皮肤的薄厚会对药物的吸收造成影响。在人体中，耳朵后面的皮肤是最薄的，人小腿的皮肤也很薄。可是对于泡药浴而言，耳朵后面并不是最佳选择。因此，小腿就成了在药浴中吸收药物的最佳通道。

脚部经脉分布及脚部疾病

在人体中，双脚是重要的载重器官。据考证，人的每一只脚平均每天所承受的重量大约能达到 100 吨。所以脚也容易出现问题。美国足科医师协会的统计数据显示，人的脚部共有疾病 300 多种，约有 4/5 的人会在一生中患上脚部疾病。虽然如此，但对于很多人来说，他们一直认为足部疾病只算是小毛病罢了。但专家提醒我们说，这种对足部疾病不重视的观念需要改一改了。

一、脚部问题是身体其他疾病的反应

在临床上，常见的足部疾病主要包括：拇趾外翻、足跟痛、嵌甲（甲沟炎）、习惯性踝扭伤、鸡眼脚垫、糖尿病足等。这些病表面上看问题不大，但实际上它们都是身体其他部位发生病变的表现。比如，循环系统疾病、贫血、糖尿病和肾病等都可首先表现在足部。

有一位专家说，曾经有一位患者因为脚疼而到医院检查。结果却发现，他患上了糖尿病。

检查脚部疾病，怎么会和糖尿病相关联呢？因为糖尿病的微循环病变主要在微小血管上。所以糖尿病患者常常会有眼底及下肢血管的病变。在现实中，一些人能够比较早地发现自己患有糖尿病，很多时候就是因为他们看了足科和眼科医生，并不是内科医生。

糖尿病往往会引起下肢周围的神经病变。糖尿病早期的主要表现为：足部麻胀、刺痛，就像有蚂蚁在人体上爬行一样，这些感觉在夜间非常明显，会导致患者难以入睡。另外，肾脏疾病和贫血也会造成足部病变。因此，专家建议，在平时，一旦我们发现了自己足部细微的变化，或足部有任何不适感，都应该及时找专业的足踝科医师诊治，这样有利于提前发现一些问题。

二、拖延治疗会造成足部骨骼及关节磨损

在现实生活中，一些足疾患者往往会找一些修脚师傅来修脚。其实，这种做法并不是特别科学。因为这个方法治标不治本，同时由于修脚时消毒不彻底，往往还会造成感染。现实生活中，因为修脚而造成感染的事故也不在少数。其实，像脚垫、甲沟炎、鸡眼、嵌甲等足部疾病，在医院很容易治愈。

足部疾病如果治疗不及时，则可能导致下肢承重力线的改变，从而造成踝关节、膝关节受力不均，膝、踝关节的慢性损伤也会逐渐加重。这样就会导致髋关节、腰部的代偿性损伤，从而导致腰部及髋部慢性病变，导致患者出现长期的慢性疼痛，同时还会给患者造成关节活动的障碍。长此以往，骨质增生的风险也就增大了很多。

三、选合适的鞋子

对于疾病，人类要有防患于未然的意识，这从来都是没错的。中医专家建议，要做好足部健康，就要注意如下原则：

第一，如足部有疼痛，一定不要忽视。这是因为疼痛并不一定就是由劳累过度而引起的。我们不能肆意猜想，而一定要及时请足科医师诊治，这样才能弄清疼痛的根源，以便及时采取治疗措施。同时，在平时不要赤足行走，以免对足部造成损伤。第二，要养成良好的卫生习惯，经常洗脚，并注意观察足部的皮肤、趾甲和脚趾间是否有变化。第三，一定要选择合脚的鞋子，这是非常重要的。如果要做一些运动，就应该根据需要选择最合适的鞋子。当然，对于糖尿病患者而言，每年应该至少做一次足部的检查。

腿脚上的传统穴位——足三阳足三阴经

在中医上，穴位按摩一直占据重要的地位，它是传统中医中一个重要的组成部分。古往今来，很多疑难杂症在经过不同穴位的按摩下，都被一一化解。下面我们就来学习一下如何做穴位按摩。

一、血海穴：补气血养肝脾

古人曾经在无意中发现了这个穴位。当时，他们发现只要刺破这个地方，就能将人体内的瘀血祛除，同时，还能加快新血液的产生。正是因为这个穴位具有这些功能，人们叫它血海穴。通常情况下，揉按血海穴对于月经不调、痛经、荨麻疹、膝关节疼痛等病症有比较好的疗效。

血海穴的位置：该穴位在大腿内侧。当我们坐在椅子上的时候，绷直腿，此时膝盖内侧就会出现一个凹陷下去的地方。顺着凹陷的地方往上摸，当摸到一块隆起的肌肉时，再继续顺着这块肌肉摸往上走，到达顶端的时候即是血海穴。

血海穴功效：这个穴位具有引血归经、治疗血分病的作用，同时也具有不错的美容养颜功效。平时，我们可以在每天上午的 9～11 点，抽出一点时间，给自己做一下简单按揉。为什么要在这个时候做按摩呢？其实是这样的：在这个时间段里，我们的脾经经气运行最旺盛，聚集在人体内的阳气也正在不断上升。此时按揉血海穴，对血液流通有很好的作用。

揉按方法：两侧的血海穴，每一侧只要按揉 3 分钟即可。需要注意的是：在揉按的过程中，一定要掌握好力道，不能用力太大，否则会有不适之感。同时，在揉按中只要觉得该穴位处有酸胀感即可停止。

二、三阴交：月经不调

在足部三阴经附近，有三个穴位，它们分别是足太阴、足少阴、足厥阴，而且这三经也正好在三阴经处汇合，所以人们称之为三阴交。三阴交也是人体足部的一个重要穴位，揉按三阴交，对月经不调、遗尿、阳痿、早泄、消化不良等病症有比较好的疗效。

血海穴的位置：该穴位在双脚内侧，在踝骨往上 3 寸的地方（4 横指）。

血海穴功效：对于女性而言，该穴位是一个保健大穴，对于月经不调具有比较好的疗效，还对内分泌系统有一定的调理作用，能改善脾胃等脏器功能。

揉按方法：将双手拇指放至三阴交，按压或转圈 2 分钟即可，每天早晚共两次。

三、涌泉：强身健体

涌泉穴定位：在足底部，当卷足的时候，我们会看见足前部有一个凹陷处，在足底二三趾趾缝纹端和足跟连线的前 1/3、后 2/3 的交点之处。

涌泉穴功效：足少阴肾经穴位。该穴位可以滋补肾之精气，增强脏腑的机能活动。从而达到强身抗衰的目的，揉按涌泉穴是老年人最常用的保健穴位之一。

方法：

1. 艾柱隔姜灸：每次灸 5 ~ 10 壮即可。

注意事项：艾柱的大小和枣核或黄豆大小差不多即可，当局部皮肤出现红晕发热即可停止，每日一次或隔日1次，10次为1个疗程。一疗程结束后歇5～7天可以再灸。

2. 艾柱直接灸：每次灸3～5壮即可。

注意事项：艾柱的大小同枣核或黄豆大小差不多即可，灸到皮肤有灼痛感时便立即更换艾柱，以免皮肤被烤至起泡。

对于人体而言，涌泉穴是一个非常重要的穴位。它是肾经的必经之地，在平日，只要我们经常按摩此穴，就可以达到增精益髓、补肾壮阳、强盘壮骨的效果。在人体中，肾是主管生长发育和生殖的重要脏器。一个人的肾精充足，发育就正常，而且耳聪目明、头脑清醒、思维敏捷、头发乌黑发亮。相反，如果一个人肾虚精少，那么他就容易出现记忆力减退、腰膝酸软，而且行走起来都比较艰难、有未老先衰的迹象。

涌泉穴的揉按方法：每晚睡前盘腿而坐，将双手放在涌泉穴上按摩或屈指点压双侧涌泉穴，当感到酸胀的时候即可停下，通常情况下，每次按摩50～100下就感到酸胀了。

涌泉穴——生命之泉

我国古代的一本医书——《黄帝内经》中有这样一句话："肾出于涌泉，涌泉者足心也。"也就是说，肾经的气血就像山上的泉水，是从足部涌出，再向四肢伸展。对于养生、防病、保健而言，揉按涌泉穴是一个非常实用的方法。

在中医学上，推搓涌泉穴也称之为"搓脚心"，这是最简单实用的按摩方式。按揉涌泉穴对于治疗多种身体疾病，特别是对老年人的便秘、哮喘及腰椎间盘突出等症的效果很好。

为什么揉搓涌泉穴对于人体有这么多的好处？原因如下：

一、在中医学上，人体的各个穴位和脉络都是相通的，它们共同形成了一个完整的人体循环体系。人体中的各个穴位会将人体中的气血输送到表面的通道。所以，穴位与脏腑、经络都是相辅相成的。同时，涌泉穴可以反映一些病症，可以辅助其他疾病的检验，从而达到防治疾病的目的。通过推搓涌泉穴，对于治疗肾脏的保健也具有不错的疗效。

二、脚部是各种穴位和神经汇集的地方，众多的毛细血管和各种神经将身体的每一个部分都紧紧地联系在了一起。

通过揉搓涌泉穴，可以加速人体各个组织之间的联系，从而改善毛细血管和淋巴管之间的通透性，也能让人体各个组织的运动更加有规律，这样就达到了促进血液循环、促进人体的新陈代谢的目的。

三、在推搓涌泉穴的过程中，若是因为摩擦而出现了热感，这对于身体就是一种良性的刺激。通常情况下，通过刺激涌泉穴的方法来防止身体生病，总的来说主要有以下三类：

1. 通过药物烘烤，浸泡等。
2. 用灸疗、膏贴等。
3. 用各种按摩。

具体而言，我们可以用下面的方法：

一、用盐水浸泡涌泉穴。这里需要注意的是，盐水要热的，只要达到皮肤可以接受的温度即可。每天晚上睡觉前浸泡十五分钟即可。

二、用艾灸或隔药物灸。这种方法每日进行一次即可，只要感觉涌泉穴发热就可以停止了。

三、按摩或者拍打。具体方法为：盘腿而坐用两个拇指从足跟向足尖的涌泉穴位置进行反复推搓；接着用手掌轻轻拍打涌泉穴直到脚底部位出现热度即可。

四、取自然的体位，仰卧或者俯卧都可，用双脚相互对搓可以达到揉搓涌泉穴的目的。当然，也可以用脚心蹬一些东西。

俗话说："若要老人安，涌泉常温暖。"中医认为，每日都坚持揉搓涌泉穴，可以让人的精力更加旺盛，同时也能增强体质，身体的抵抗力也会增加。其实，推搓涌泉穴还对哮喘、腰腿酸软无力、神经衰弱、头晕、头痛、失眠多梦、高血压等疾病具有一定的治疗效果。

然谷穴——胃的守卫者

然谷穴属火性，它也是肾经的一个重要穴位。而肾经是属水性的，因此然谷穴可以平衡肾脏的水火，专门治阴虚火旺的病症。

在人体中，"然谷穴"能够让身体产生饥饿感，它在脚的内侧。我们可以将手放在脚的内踝骨上，然后向斜前方两厘米的地方移动，此时我们就会看见一个出来的骨头，在这块骨头的下面，就是然谷穴。

为什么叫然谷穴呢？这是因为"然"字通"燃"字；而"谷"其实就向我们说明了这是个将精气埋藏得很深的地方。"然谷"也叫作"燃谷"，就是将谷物燃烧的意思。在这里，谷物指的就是我们吃进胃里的食物，燃烧就是指消化。故而，然谷穴就是可以促进食物消化的穴位。

在中医学上，然谷穴也被称之为龙渊穴或龙泉穴。可以通过针灸该穴位来治疗很多疾病。

1. 糖尿病。

对于糖尿病患者而言，这个穴位有很好的作用。古时候，人们将糖尿病叫称之为消渴。站在现代医学的角度来看，其实消渴和糖尿病是有区别的。而然谷穴可以平衡人体内的水火，是专门治疗消渴症的。

2. 烦躁口干。

如果一个人总是想喝水，这就是他内心过于焦虑的表现，说明他心火过于旺盛。此时，若是揉一揉然谷穴，就能将体内的火降下来。

有一些人经常会在半夜睡不着觉，心烦、喉咙发干。这样的症状其实就是心火旺盛引起的。只要在睡觉之前揉一揉然谷穴，过一会儿口干的症状就会有所缓解，同时烦躁感也就逐渐降低了。这样就可以安心睡觉了。

3. 咽喉肿痛。

当人心烦的时候，就容易上火，一上火，就会引起喉咙胀痛、发炎。

此时，也可以采用揉按然谷穴的方法。因为肾经和喉咙是相通的。所以当喉咙痛的时候，就能用揉按然谷穴的方式来治疗。

4. 遗尿、遗精、小便短赤。

然谷穴除了可以应对上述疾病之外，还能够治疗一些男性疾病——遗尿、遗精。同时，它对于小便短赤等病症也有一定的作用。

涌泉穴养生法在我国历史悠久，宋代的时候，民间就已盛行。《苏东坡文集》中有这方面的记载：当时，在闽广地区，很多人得了瘴气（疟疾），而当地有个武将多年来却安然无恙，他面色红润，腰腿轻快。他有什么秘诀呢？原来，他每日五更起坐，两足相对，按揉涌泉穴，当到了出汗的时候就停止了。后来，人们逐渐模仿他的做法，很多人从此后不仅很少得病，而且有多年痼疾的人也渐渐得到了康复。就这样，揉按涌泉穴的治疗方法被渐渐传了下来。

在中医学上，刺激涌泉穴进行养生、保健和防病治病的方法很多，下面我们介绍几种实用性最强的：

一、按摩涌泉法

1. 揉涌泉法：用拇指或食指放于足心涌泉穴处，来回按揉即可，每足心揉100次。在日常生活中常用此法可以疏通心肾，增强内脏功能；同时也能起到预防感冒，降低血压的功效。另外，对于治眩晕、失眠也有一定的作用。还能让中老年人步履轻捷、足胫强健，使大小便通畅。

2. 擦涌泉穴：清代，我国诞生了第一部外治专著《急救广生集》，该书中记载："擦足，每晚上床时，用珠算握趾，一手擦足心，如多至千数，少至百数，觉足心热，将足趾微微转动，二足更番摩擦。盖涌泉穴在两足心内，摩热睡下，最能固精融血，康健延寿，益人之功甚多。"

3. 按涌泉法：此法其实最简单，用拇指垂直按压足心涌泉穴，按下片刻后再松手，就这样通过一按一放，反复进行。当感觉到涌泉穴发热即可。

二、火烘涌泉法

用中药川乌（或草乌）100克，樟脑10克，同时研成细末并用醋调制成药丸，放在足心，同时在足下放微火烘烤，注意温度要适中，防止被烧伤。烘烤至足心出汗为止。这种方法可以治疗足、膝等关节风湿疼痛的症状。

三、灸涌泉穴法

用艾条或艾柱灸涌泉穴 20 ~ 30 分钟，每天一次，睡前进行即可。此法能治疗多种病症，特别是对虚寒证效果更佳，但阴虚火旺证不宜用这个方法。

四、足心涂药法

将药物研成细末，用适当的水体将药末调成稠汁状（也可以直接选用油脂类药物涂抹），将药涂于涌泉穴即可。这个方法可以对足心起刺激作用，应该反复坚持涂擦。在古代，足心涂药的方法就已经很常用了。《千金方》中记载，用"五物甘草生摩膏方"涂摩小孩的小手足心，可防病保健，增强抵抗力。

大敦穴——离不开的养生特效穴

大敦穴又称之为水泉或者大顺穴。

该穴位在脚拇指趾的最后一节靠近第二根趾头的方向，在甲根边缘大约 0.1 寸的地方。大敦穴可以治疗的主要疾病包括：目眩、腹痛、肌肋痛、冷感症、肌肋痛等。在我国中医学发展史上，大敦穴还对人体神经系统的调节具有重要作用。

在日常生活中，往往有很多人经常熬夜，结果造成第二天早晨醒来的时候，头脑昏昏沉沉，大脑没有得到充分地休息。这样就会感到精神不振。晚上休息不好，第二天一整天都没有良好的精神状态。特别是在30～40岁的人群中，这种情况非常多见。

对于一个中年人而言，如果他难以入睡，那么其情况就必然比年轻人晚上不睡觉，白天睡不醒的症状要严重得多。这是因为睡眠不足和无法入睡是完全不同的。很多时候，中年人难以入睡是由于焦虑造成的。在中医学上，通过揉按大敦穴，即可减轻人的焦虑症状。具体做法如下：将手指放在大敦穴处，连续按压7～8分钟，在按压的过程中放松心情，先吸入一口气，再慢慢吐气，于是，焦虑的症状就渐渐减轻了。

除了上述方法之外，大敦穴还有很多其他作用，我们总结如下：

一、可以治疗疝气。《玉龙歌》中有这样一句话："七般疝气取大敦"；《胜玉歌》中也有这样的说法："灸罢大敦除疝气"。这些都是大敦穴对于人体的作用。

二、肝藏血。当下焦有出血症状时可以用大敦穴治疗。在大敦穴旁边还有一个很重要的穴位——隐白穴，该穴位也是止血要穴。如果两者同时按摩，取得的治疗效果就会更好。对于火气比较旺盛的人，则要按摩大敦穴；对于身体虚寒的人，则要按摩隐白穴。

三、大敦为木经木穴，它的主要作用就是疏肝理气。可以治疗因为气血不调而引起的各种妇科疾病，譬如闭经、痛经，更年期等症状。另外，男子阳痿、尿频、尿失禁等症状也在大敦穴的治疗范围之内。

四、平时多按摩大敦穴，可以起到通畅大便的作用。

五、"病在脏者取之井"，大敦穴对于人的肝脏具有一定的治疗作用，患有慢性肝炎的病人，可以经常按摩大敦穴。

行间穴——治疗疾病的特效穴

行间穴是足厥阴肝经上的一个重要穴位。它的位置和大敦穴紧紧相邻，二者都属于足厥阴肝经。因此，它们的血路是相同的，主治的疾病也比较相似。所以，对于相同的疾病，这两个穴位是可以同时用的。行间穴在足背侧，第一、二趾缝之间的凹陷处，靠近于大拇指的边缘。找该穴位的位置时，可以将身体坐正，也可以仰卧。

行间穴可以治疗的疾病包括：腿抽筋、月经过多、眼部疾病、宿醉不适、腹气上逆、夜尿症、肋间神经痛肝脏疾病、黏膜炎等。

具体治疗方法如下：

一、"荥主身热"，行间穴属于火性穴位，故最擅长治疗的是头面之火。譬如：面赤胀痛，面热鼻血等病症。需要注意的是，在按摩此穴的过程中，眼睛会出现胀痛之感。

二、"实同泻其子"，行间穴主要是用来泻火的，如果身体经常出现两肋胀痛，同时还有嘴苦的症状，这就是肝火过于旺盛的表现。如果一个人出现牙痛、口腔溃疡等症状时，就表明他心火太盛。此时，就可以采用按摩行间穴的方法来祛火。我国明代的医书《类经·图翼》中曾经有这样的说法："泻行间火而热自清，木气自下"。

三、行间穴也能治疗失眠多梦、嗓子干哑、心情烦躁等病症。

四、因肝经环绕阴器，故而它也能治疗生殖器官的疾病，譬如小便热痛、阴囊湿疹、阴部瘙痒等。

五、痛风能引起膝踝肿痛，而行间穴正好可以治疗这种疾病。

足太阴脾经太白穴——健脾要穴

太白穴在足内侧缘，在第一跖骨小头后面凹陷的地方。找该穴位时，可以仰卧或者是坐下的。

太白穴所能治疗的疾病包括：痢疾、吐泻、腹胀、胃痛等。它是人体足太阴脾经上一个非常重要的穴位。

"太白"是古代星宿之名，传说此星宿可以保佑国家国泰民安。该穴同时也是人体上健脾的主要穴位，对于各种脾虚疾病，譬如肝旺脾虚、先天脾虚、脾肺气虚等症都有比较好的疗效。太白穴的调节是双向的，揉按此穴能止泻，也能治疗便秘。另外，经常揉太白穴对调节血糖也有不错的疗效。对于血糖过高的人而言，揉按它能降低血糖；同时如果一个人的血糖过低，通过揉按该穴位还可以升高血糖。该穴位健脾的功能可与山药薏米粥媲美。

在中医上，穴位外敷治疗疾病的方法比较常见，在这里，我们介绍一种：把人参切成小片，然后把医药纱布折叠成小方块，将一片小人参放在纱布上，接下来将其贴在太白穴位上并用医用胶带固定。切记，两侧的太白穴都应该贴上，这样才能保证治疗效果。同时还要注意的是，每次要贴够12个小时才能拿下来，每隔一天贴一次即可。

在日常生活中，有些人容易发脾气。对于女性而言，容易发脾气则容易出现月经不调。这是和肝脏有关的疾病，可以通过这样的方法进行治疗：将三七切成片或者打成粉，贴在太白穴的两侧。当然，这两种物质混合在一起，贴在太白穴上也是可以的。

如果有些人对医用纱布过敏，那么就可以用按摩太白穴的方法。需要注意的是，在按摩的时候要力度不能过大，当穴位上感到微微胀痛即可停止。通常情况下，每天坚持五分钟即可，长期坚持，可以健脾。

足背侧太冲穴——重要的养生穴

太冲穴在足背侧，第一、二趾骨中间，也就是说，沿拇趾、次趾夹缝往上移动，直到动脉跳动最快的地方，这就是太冲穴的位置了。找该穴位的时候，可以正坐或者仰卧。

太冲穴所能治疗的疾病包括：消化系统疾病、呼吸系统疾病、肝脏病、眼病、生殖系统疾病等。在足厥阴肝经上，太冲穴是一个很重要的穴位。

在整个人体中，太冲穴的重要性可以与涌泉穴媲美。

太冲穴是肝经的原穴。这里的"原"通"源"，是源头，发源之意。也就是说，太冲穴是肝经的总闸，一旦肝经的总闸打开了，肝经的气血就会变得很旺盛。平时，如果经常按摩太冲穴，就可以起到提高心脏供血能力的效果，还能让不良的心理情绪得到改善。

太冲穴也是一个具备双向调节功能的穴位，可以补也可以泻。

中医上有"肝主筋，易生内风"的说法，如果一位中风患者，手脚出现痉挛症状时就表明他的肝脏已经受到了伤害。

"肝开窍于目"，这是说肝脏和眼睛相通，一些肝病在眼睛上经常有所表现。如果肝血供应不足，那么眼睛就会变得干涩，看不清东西。如果肝火太旺，那么眼睛就会产生胀痛感，同时眼睛也会变得红肿。

"肝藏魂"，有的人平时精力不集中，容易分神，精神涣散。造成这种症状的原因就是肝气不旺盛。还有一些人晚上睡觉容易做梦，或者是晚上两三点钟醒过来之后就再也难以睡着，这些都是肝脏的浊气太多而引发的症状。

对于上述病症，都能用太冲穴来解决。此外，如果上火，太冲穴可以祛火；如果身体虚寒，太冲穴可以给身体升温；如果月经不调，可以通过太冲穴进行调理；对于阳痿或者是遗精，也可以通过太冲穴进行调理。

一、太冲穴是人体的消气穴

足三里穴是人体中的一个保健大穴，这个穴位有什么作用呢？首先是将身体中的浊气排出体外，这样才能让对身体有利的物质顺利进入身体中。如果要接补一些营养物质，而不先排除浊气的话，就无法补进去。那么我们如何才能将身体中的浊气排出体外呢？这就要用到太冲穴了。太冲穴其实就是人体中天然的排毒工具。如果我们要将自己体内的毒素排干净，让自己的血液得到净化，就应该先将身体中的排毒系统建好，要做到这一点，就应该通过太冲穴来进行。因为太冲穴是肝的原穴，而肝又是产生血液的源泉。所以，太冲穴的重要性不容忽视。

在日常生活中，有些人经常会出现头晕的症状，并且有气无力。造成这种情况的原因是心脏的供血不足。可是这种情况做心电图检查的时候，查不出什么异常。其实，这种疾病的本质就是因为肝脏的功能减弱，肝经对心脏的供血不足造成的。

肝属木，心属火。如果肝脏这个"木头"的数量不够，那么心这个火也就旺盛不起来。此时，就需要补肝。把肝脏的功能调理好了，心脏功能也就有所改善。那么要怎样调理肝脏呢？这个答案很简单，平时只要不生气就可以了。中医学上认为，"百病从气生"，那么气又是从哪里来的呢？当然是肝脏。所以人们经常说的"气大伤肝"就是这样的道理。人常说百病由心生，如果想去掉心病，就可以去掉体内的肝火，增强肝脏的排毒能力。可是在现实生活中，谁能保证自己没有不生气的时候呢？恐怕很难做到。既然是这样，那我们就应该学会让自己消气。只要气出来，就能通过太冲穴将它排出体外。

按摩太冲穴，气就会被排出体外。当我们在生病的时候，应该首先了解自己的病因。如果生病的根源是因为生气，就可以通过多按摩太冲穴，把它排出体外。

二、太冲穴可延缓肌肉老化

肌肉老化会因人而异。对于年龄相同的人而言，他们肌肤的老化程度不尽相同。通常情况下，经常运动的人肌肤的老化速度就比较慢，而运动量很少的人的肌肤老化得就快一些。

肌肤老化会对血液循环造成影响，同时对身体中的各大器官和系统也会产生很多不良影响。一个人肌肤的老化，从表面上看并不会太明显，但是仔细看就会发现，他的皮肤失去了光泽，同时还产生了很多皱纹，皮肤也变得很松弛。

在正常情况下，肌肤在接受了神经系统的命令后才会出现一定的收缩和舒张。这种收缩主要是帮助体内的血液循环和促进人体对营养物质的吸收。如果肌肤出现老化,体内的能量也就出现不足,同时让血液循环受到影响。

如果肌肉老化就会对人体各个方面的功能造成影响。如果一个人心情安定,身体也没有异常的情况下,感到浑身无力,这就可能是肌肉老化造成的。

为了防止肌肉老化,我们可以通过按摩太冲穴来解决。连续按摩太冲穴,左右多次反复并每天坚持,这样就可以达到延缓肌肉衰老的作用。

足内侧太溪穴——人体生命力的象征

太溪穴在足内侧,在内踝的后面与脚跟骨筋腱之间的凹陷处。找此穴位时,可以采用正坐的方式,也可将双足放平,采取仰卧的方式。

太溪穴所能医治的病症包括:咽喉支气管疾病、肾脏病、女性生理问题、手脚冰凉、牙龈肿痛、类风湿关节炎、体力不济等。此穴位是人体足少阴肾经上的一个重要穴位。

如果我们用手指轻轻按压太溪穴,就可以感觉到跳动的脉搏。在古代,很多医生给病人看病的时候通常都是采用这个穴位来"补肾气"、判断生死。如果太溪穴上的脉搏还在跳动,就表明这个人还在可治疗的范围之内。如果这个穴位上的脉搏已经不跳动了或者跳动得比较微弱,就表明这个人就已经病入膏肓,无药可救了。

此外，太溪穴还可以治疗手脚冰冷。对于女性而言，这是她们最常见的疾病。据统计，全球约有二分之一的女性患有这样的病症。

有的女性因为手脚冰凉而造成了严重的失眠症，还有一些女性，即使在炎热的夏天也离不开厚衣服。另外，手脚冰凉还会使女性出现痛经、生理不调等症状，严重的甚至还会造成不孕不育。

一个人手脚冰冷的原因很多，但是绝大多数是贫血或者血压低造成的。当然，体内神经失调的时候，也会造成手脚冰凉。要治疗手脚冰凉，采用揉按太溪穴的治疗手法效果是最佳的。因此，当女性的手脚冰凉时，不要为此而感到烦恼。只要每天在睡觉前按摩太溪穴，长期坚持，手脚冰凉的症状也就逐渐消失了。

此外，太溪穴还能治疗脱发掉发，具有美发的功能。因为长按这个穴位，能促进血液的循环，从而加速了头皮的新陈代谢、血液循环畅通，头发就有充足的营养，这样就能起到固发的作用。

申脉穴——身体驱寒的好帮手

申脉穴在脚的外侧，在脚外踝中间向下延伸一厘米的凹处。找该穴位时，仰卧或者是正坐即可。

申脉穴所能医治的疾病主要包括：腰酸腿疼、头痛头晕、失眠多梦、怕冷症（怯寒症）、癫狂病等。此穴位是足太阳膀胱经上的一个重要穴位。

申脉穴能驱寒，但是驱寒的部位并不完全一样，而是因人而异，具体可以分为两大类：其中一个就是因为该部位比其他部位低，这里的血管收缩，造成这个地方血液的流动过于缓慢，因而导致该部位温度比较低。

还有一种就是身体各个部位的皮肤基本是相同的，但是当气温降低的时候，全身就会感觉非常冷。这个情况对于年轻的女性而言比较普遍，即使她们的血液流动性很顺畅，但是不少人依然出现了这种情况。

对于这类人群，不但要治疗怯寒症，还应该让他们感受到冬天的快乐。因为一个善于运动的人，是不会患有怯寒症的。相反，如果一个人在天气寒冷的时候，就不想运动，甚至做什么事情都提不起精神，在这种情况下，怯寒症也会随之恶化。

通常情况下，人们所说的怯寒症的症状其实也是不同的。有的人是腰部发冷，有的则是脚部发冷，还有的人则是双肩和手腕发冷，因此，每个人的怯寒部位是不相同的。在一般情况下，出现怯寒症的人群都是体质衰弱、身体消瘦的人。通常，他们往往会浑身发冷，并且在寒冷的侵蚀下，身体会很不舒服，还有的甚至会全身发抖，面部发紫。

因此，不同部位的怯寒症也需要不同的治疗方法与之对应。那么按摩的穴位也就有所不同：

如果全身发冷，那么就需要按摩"气海"穴。

如果脚部寒冷，那么就应该按摩"梁丘"穴。

如果肩膀及手腕寒冷，那么就应该通过按摩"申脉"穴来解决问题。

如果腰部寒冷，那么就需要按摩"腰之阳关"穴。

对于上述提到的这些穴位，只要能坚持经常按摩，时间久了就会有很好的效果。

申脉穴还有一个比较特殊的功能，那就是可以增加人体的耐性。在日常生活中，很多人都缺乏耐性，这个可以从人们的日常运动看出来。在运动上缺乏耐性还可以理解，可是如果在工作上缺乏耐心，则容易半途而废，这势必会影响自己以后的事业发展。

通过按摩申脉穴，能够有效平复人们心中的烦闷，既然烦闷问题解决了，那么耐性自然就会增加，同时也让人的情绪更加稳定平和，记忆力也会因此得到提高和改善，做事的效率也会提高很多。

在进行申脉穴按摩时，切记要同时做深呼吸，这样就可以将体内的厌倦之气排出体外。

足少阳胆经丘墟穴——让你勇敢面对不幸

丘墟穴位于足外踝前面的下方，也就是在趾长伸肌腱的外侧凹陷处。找这个穴位的时候，可以采取仰卧的姿势。

丘墟穴所能医治的疾病主要包括：醒脑清神、增强记忆力同时可以缓解身体压力。该穴位是人体足少阳胆经上的重要的穴位。

一、丘墟穴能让人的大脑变得清醒

人在过度劳累，超负荷用脑的情况下，大脑的承受力就会降低，这必然会影响到思维的敏感度和大脑的清醒程度。那么我们在日常生活中，怎样保持头脑清醒、思维敏捷呢？这就必须去脚上和腿上的一些淤血。

这是为什么呢？原因是这样的：人的脑部运动和脚部有非常密切的联系。如果一个人大脑反应迟缓，其工作效率也就会变低。而大脑反应慢就是因为脚部存在淤血。换句话说，因为脚部活动不足造成血液循环受阻，进而导致脑部血液不畅，影响思考。

人的脚部经过运动后，脚部的肌肉就会将身体所受到的刺激通过筋纺锤送到大脑的神经网层，这样脑细胞就会变得很活跃，从而就清除了脑部的淤血，促进新陈代谢和脑部血液循环。这就像人的右脚和静脉血管的关系一样，右脚的活动能让人胸部以上的神经变得更灵敏，而人的左脚与动脉是相通的，它能促进人体全身血液的流通。如果一个人的脚部寒冷或腿脚不灵活，这就会引起头晕眼花的症状。所以，在身体的养生保健中，脚部的按摩是非常重要的。

按摩丘墟穴是一个既简单又实用的醒脑办法，此外，人脚踝的正后方还有一个昆仑穴，按这个穴位也能产生好的疗效。需要注意的是，在按摩这两个穴位前要先将身体的肌肉放松，再进行按摩，同时一定要长期坚持。

二、丘墟穴能够承受生活带来的压力

人的身体都有自身的免疫和恢复系统。通常情况下，病症只要意志坚定病就可以治愈。如果一个人患上了内脏性质的疾病，同时还没有坚定的意志力，在精神的极度压抑和恐惧之下，他的病很可能会走下坡路。所以说，人首先要有好的精神。如果遭受了精神上的打击，身体往往就容易生病。

因此，为了让自己保持良好的精神状态，我们需要学习一些好的调节精神状态的方法。

抵抗精神上的打击，对于每个人来说都是必经之路。可能很多时候，一些痛苦会让人失眠、精神不济。每当这个时候，就可以采用按摩丘墟穴的方法来安定心神。这对调节身心和提高自己的判断敏锐度有很大的帮助。在生活中，每一个人都会遭遇到不幸，最重要的是如何挽救，此时就要动脑思考。所以，我们一定要时刻保持清醒的头脑。

而按摩丘墟穴能可以促进头脑清醒，坚持按摩还可以消除疲劳，提神养气。

足临泣穴——人体的医学专家

足临泣穴的位置在足部第四个脚趾关节的后面，小趾延伸肌腱外侧的凹陷处。找该穴时，可以仰卧。

足临泣穴可以治疗的疾病包括：眼疾、腰痛、怕冷症、高血压、头痛、腹气上逆、肠结石等。该穴位是太阳膀胱经上的一个重要穴位。

我国汉代的医书《伤寒论》中有一个药方叫小柴胡汤。这个药方能清热解毒、疏肝和胃，可以用来治疗食欲不振、心情烦躁、口干目眩等症状。事实上，在我们的身体中也有和此类药物相似的穴位，就是足临泣穴。

足，就是指这个穴位的位置在足部。临，是居高临下之意。泣，就是眼泪。该穴位的根本意思是胆经上的湿气由上而下开始降冷，从而造成血气的运行也像泪水一样滴落下来，所以被人们称之为临泣。

临泣穴属于胆经的穴位，它连通带脉和胆经，只要调理好这个穴位，就可以梳理全身的血脉。带脉分布在肚脐的四周，能够约束纵行的经脉，从而可以增强经脉与血气之间的关系，所以对于养生保健而言，这个穴位是非常重要的。

临泣穴不但可以治病还能诊断疾病。如果平时在按摩临泣穴的时候有疼痛感，那就注意一下自己体内是不是有炎症。很多人早上起床后感觉口干舌燥，这就表明胆经出现了问题，说明体内有热，此时就可以按摩临泣穴位。这样将可以将泻肝胆之气逆降。另外，临泣穴位还可以治疗气喘。按摩临泣穴位的时候，再配合小柴胡汤进行口服，这样的治疗效果会更佳。

第二章

通过『腿脚语言』，了解身体健康

观察足色，利于尽早发现病情

中医学认为，在人体中五脏六腑共有 12 条经脉将其联系在了一起，其中有 6 条从脚上开始，和脚上的 66 个穴位贯通，由此可见，腿脚上发生的一些变化是可以反映人体内部五脏六腑的变化的。

医学研究表明，当体内的病变程度达 10% 时，可以采用足疗按摩的方法发现其征兆；而如果人体已经感觉到不适或者能被医疗仪器检测出来时，就说明体内的病变程度已达 70%。因此，我们在平常的足疗或者日常生活中一定要留心自己腿脚部的变化，它可以让我们较早的发现病理变化，发现某些器官出现的异常，从而及时采取措施，进行预防、治疗。此外，腿脚颜色的变化也不容忽视，它也是判断疾病的依据之一。

下面我们先学习一些从足色来判断疾病的知识：

一、足趾甲

1. 趾甲苍白。这种症状可能是缺乏锌元素及维生素 B6 而造成的，贫血也会出现这种症状。如果改善饮食，加强营养状况后，指甲苍白的症状还存在的话，就去医院检查，弄清原因。

2. 趾甲灰白。这种病症可能是甲真菌病，又称为甲癣、灰指甲。在趾甲类疾病中，这种病症最常见，占甲病的半数以上。这类疾病，糖尿病、免疫力低的人群容易患。通常情况下，甲损伤是诱发因素，特别是美甲时对甲板及甲小皮的损伤常常会成为病菌的入口。当患上甲真菌病后一定要早治疗，以防引起并发症。

3. 趾甲半白半红。这类人群可能患有肾病。

4. 趾甲常呈青色。这类人群可能患有心血管病。

5. 足部趾甲为黄色。这类人可能有甲状腺功能减退、肾病综合征、黄疸型肝炎等疾病。

6. 足部趾甲为紫色。这类人可能患有心肺疾病。

7. 足部趾甲为蓝色或黑色。这类人可能患有甲沟炎或是服用了一些药物造成的。

二、足趾

1. 足拇趾趾腹发紫。这类人可能大脑缺血、缺氧；如果有黑斑点，这类人可能胆固醇偏高；如足拇趾趾腹为暗红色，多为血脂偏高。

2. 足拇趾上有出血点。这类人群可能有脑血管病变。

3. 足趾皮肤或肌肉发黑，轻则为深红色，重则紫黑色。这类人群可能患有肾病，肾病主要症状为惊恐、腰脊疼痛、头昏、目眩、足心发热等。

三、足底

1. 足底发白。这类人群以寒症、失血症等血液系统疾病居多；足底发白也可能是肺气虚，白色是肺色，肺病主要症状是：喘咳、咽喉肿痛、胸闷胀满、气逆、烦心和肩背痛等。

2. 脚掌皮肤颜色发青。这类人群多为寒症、痛症、淤血症及惊风症，多为气滞血淤或外伤、手足拘挛、中风先兆、静脉曲张等；青色为肝色，肝病的主要症状为胸满、腹泻、肋痛、尿闭、腹痛呕吐、病气、腰痛等。

3.脚掌皮肤颜色发赤。这类人群为多血质体质，炎症、实热症居多，健康人群发烧时也可能出现此症状；赤色为心色，心病主要症状是口渴、厥冷等。

4.脚掌皮肤颜色发黄。这类人群以肝炎、湿热、脾病患者居多；黄色为脾色，脾病的主要症状是乏力、食欲不振、身体困重、大便溏泻脘腹胀痛等。

5.脚掌皮肤颜色发黑。这类人群体内多有疼痛、淤血，特别是脉管炎病人。初期，最常见的是足趾发黑，即足趾皮肤或肌肉发黑，轻则为深红色，重则为紫黑色。

四、足部

1.足部出现青绿色。这表明血液循环不良。其体内血黏稠度高、酸度高，血管本身的弹性降低。

2.足部出现黄咖啡色、紫红咖啡色。这种情况可能比较严重，应及时去医院检查，看是否有恶性肿瘤。

3.足部出现血点或瘀斑。出血点和瘀斑为暗红色，加压不消退，通常情况下不高出皮肤（过敏性紫癜可高出皮肤），这种症状常见于出血性疾病或流行性脑膜炎。陈旧性出血点或瘀斑通常都呈青紫色或棕褐色。我们一般都是由颜色的不同可推测自己目前发病还是曾经生过病。中老年人的足部淤血可能与血栓闭塞性脉管炎相关联。检查额窦，如果表现出呈玫瑰色或暗红色，这种病症可能为脑中风或脑栓塞的预兆。

足趾异常的警示

如果足趾有下面这异常，我们就可以判断出是什么疾病。

1. 足拇趾皮肤呈暗紫色。就表明这类人群可能脑部缺氧。

2. 足拇趾皮肤干瘪没有弹性。就表明这类人群很可能是出现了患上了脑动脉硬化、脑供血不足、脑萎缩等疾病。

3. 足部的五个趾头，如果趾头尖饱满，按一下还有弹性的话，就是健康的。这种类型就是饱满型的；如果趾尖的头并很干瘪，用手按住脚趾没有弹性的感觉的话，那么身体就可能患有一些疾病了。

4. 如果一个人的右足第一趾大于左足第一趾。这就表明他的身体是健康的；相反，就表明这个人长期处于疲劳状态，同时也可能证明这个人的性功能正在逐渐衰竭。

5. 如果一个人左足第一趾尖端变得坚硬，就说明这个人脾胃病已经挺严重了。

6. 如果一个人左足第一趾外翻，这说明他的颈椎可能有问题，并且甲状腺功能也有问题。

7. 如果左足第一趾趾腹根长了茧子，这表明这个人患有胃病，胃功能失调。

9. 如果双足第一趾中间的关节突然突起，就表明这类人一般就是患有器官先天性的衰竭疾病。

10. 如果双足第一趾薄并且没有力量，就表明这类人胰脏功能受损严重，可能会患上糖尿病等疾病。

11. 如果双足第一趾干瘪无力，就表明这类人长期失眠、劳累过度、精神衰弱等。

12. 如果右足第一趾向上翘，就表明这类人肝脏功能受损严重甚至衰竭。如果大脚趾变得肿胀，就说明他的肝脏也开始肿大。如果是大脚趾趾头变得很硬，就表明这个人患有肝硬化。

13. 如果双足第一趾柔软又肥胖，趾腹凹凸不平，就表明这类人患有肝炎。

14. 如果双足第一趾趾腹出现了格子状的皱纹，就表明这类人很有可能患上了性功能衰竭症或不孕不育症。

15. 如果双足第一趾的趾甲向上翘起，就表明这类人的眼睛可能患有疾病。如近视、复视症等。

16. 如果双足第二趾的第一趾关节不能伸展或不能弯曲，就表明这类人脾胃很不好，比较容易患上胃部肿瘤。

17. 如果双足第五足趾的趾腹坚硬、没有弹性，那么这个人很有可能患有不孕不育症。

18. 如果双足第五足趾趾腹出现硬化症状，并且趾根的外侧长了一些肉块，就表明这类人很有可能患有泌尿系统的疾病。

19. 如果双足第五足趾趾根有了硬茧，就表明这类人很有可能患有白内障、花眼等眼科疾病。

20. 如果双足第五足趾趾根下方长出一块横肉，就表明这类人双肩关节有毛病。

21. 如果双足第四足趾趾根部的下面有了硬块，就表明这类人的肝脏发生了病变，并且很容易患眼科疾病。

除了上述的各种不同情形之外，还有以下症状：

比如，左足第一趾的趾腹鼻尖坚硬，就像笔尖一样，第二足趾的指头关节不能屈伸的人很有可能患有胃癌；如果右足第一趾趾腹尖端比较坚硬、第四足趾趾根也有一些硬块的话，这就表明这类人可能患有癌症；如果第一趾趾根部有硬块，双脚的根部和内侧也有硬块，这就可能是喉癌的征兆；如果第五足趾趾根部出现硬块，这就表明这类人可能患上了乳腺癌或子宫癌等疾病。总之，如果脚部有以上症状，我们就应该重视。上面根据症状而判断的疾病，并不是说人一定就患上了这种疾病，但应该去医院检查清楚，早发现早治疗。

足趾甲变化的警示

如果一个人的身体是健康的，他的足部趾甲的颜色就是粉红色的，半透明，表面光滑，并且甲根有半月形的甲弧。如果人的身体出现了疾病，在很多情况下都会反映到脚趾甲上。

1. 如果趾甲凹凸不平、薄软，中间有沟壑而且容易脱落，这就表明这类人可能营养不良。

2. 如果趾甲中有一条白色的横纹，这就表明这类人可能患有糙皮病、肾炎或者是铅中毒。

3. 如果趾甲变得像汤匙状，这就表明这类人患上了结核病，当然，这种情况也可能是人的甲状腺出现了问题。

4. 如果趾甲厚度增加，这就表明这类人可能患有心脏病、麻风病或梅毒等病症。

5. 如果趾甲扣嵌入肉或成钩子的形状，这就表明这类人可能肝气郁结，很有可能会患有神经衰弱或是精神炎症。

6. 如果趾甲表面凸凹不平，这就表明这类人可能患有肝脏或者肾脏方面的慢性疾病。

7. 如果趾甲动摇甚至是脱落了，这就表明这类人可能患上了肝脏疾病。

8. 如果趾甲呈现青紫色而且伴有裂纹，这就表明这类人可能患上了中风。

10. 如果趾甲麻木，这就表明这类人患上了心血管疾病。

11. 如果足趾、趾甲变形，这就表明这类人头部或者牙齿患有疾病。

脚现痴呆线，慎防老年痴呆症

上了年纪的人，在平时一定要注意自己的脚。而年轻人则要注意自己父母的脚的变化。平时要多注意是不是有老年痴呆线。如果已经有了，就要尽快按摩脚底反射区。

老年人中，痴呆人口的比例不小。在日常生活中，经常听到不少中年人说自己的父母得了老年痴呆，变得跟小孩一样，脾气很大还经常胡闹。让做儿女的产生了很多烦恼，可是父母是病人，也拿他们没办法。还有一些老年人因患有老年痴呆症，经常外出后找不到回家的路，让儿女为此劳心费神地去寻找。老年痴呆症没有提前的预兆，很多人往往是得了这个病之后才会发觉，此时已经措手不及。

事实上，老年痴呆病症是可以提前预知的。这就要通过足部按摩来实现。

曾经，一位老人去医院看足病。医生发现他的大脚趾外侧挨着二脚趾的地方有一条棱形的线。医生对他说：你今后一定要注意自己的身体了，你脚上的这条线就是患老年痴呆症的预兆。老人非常吃惊地说：我母亲就患上了老年痴呆，我是不是有遗传啊？医生告诉他说：你的小脑有问题。接下来医生捏了他大脚趾根部的小脑反射区，老人说很疼。

事实上，医生在老人脚上发现的棱形的线就是痴呆线。在日常生活中，我们一定要经常按摩自己的脚部。按摩的方法其实非常简单，在大脚趾的根部，存在一个小脑反射区。我们可以从脚趾缝往外，顺着推揉，每天按摩100次，连续坚持两个月。如果从现在开始，每天都坚持按摩，就可以有效地缓解老年痴呆的状况。老年人可以在每天泡完脚之后，自己进行这样的按摩。大约两个月的时间，这个棱就会消失，于是小脑就被激活了。

有一位老人曾经是一名儿科医生，当他七十多岁的时候患上了老年痴呆症。从此以后，儿女们再也不敢让她拿钱，也不敢随意让他出门。儿女们每个月会给她一千元的零花钱。但是，父亲每次都不开心。有一次，女儿刚把钱给了父亲。父亲一下就火了，说："你们就这样对我？"女儿问道："怎么了？"老人说："我一月的工资那么一沓，你们就给我这几张。"女儿听完后觉得哭笑不得，只好将那些百元大钞换成了五十、二十的。老人重新拿到钱之后就开心地笑了。这样的事情，让人想着都觉得有点可悲。

因此，我们在日常生活中，要做个有心人，做个关注自己和家人身体健康的人，经常按摩脚部，这样自己的身体才会健康。

腿为什么会出现抽筋的症状

在日常生活中，脚抽筋的症状在很多人身上都发生过，这其实对我们的身体健康有很大的影响。

抽筋又叫肌肉痉挛，是一种肌肉的收缩现象。发生在小腿上的肌肉痉挛现象在日常生活中很常见，发作的时候，往往会疼得难以忍受。如果在半夜发作，很有可能将人痛醒，如果长时间内不能止痛，就会影响睡眠质量。

一、引起腿脚抽筋的原因有哪些呢？

1. 如果室外气温比较低，而室内的温度也不是很高时，将腿部露在外面，这样就很容易受到寒冷的刺激，于是就出现了痉挛现象。

2. 如果人长期处于疲劳之中，这样就容易休息和睡眠不足，从而造成身体中的酸性代谢物质堆积，引起肌肉痉挛。此外，如果走路时间过长，腿脚的乳酸分泌过多，乳酸也会堆积，痉挛也就容易被引发。如果休息的时间过长，那么体内的二氧化碳就会堆积，在这种情况下也会引发痉挛。

3. 中老年女性体内的雌性激素如果下降，就会导致骨质疏松，这样会造成血液中的钙质的含量也降低，这种情况也会引起肌肉的痉挛。

4. 另外，当人们的睡眠姿势不正确时也会引发肌肉痉挛。比如，长时间仰卧而睡，被子就会长期压在脚面上，同样的道理，如果长时间俯卧，被子也会长时间压在脚背上，这样就会造成小腿长时间处于放松状态，从而引起腿部"被动挛缩"。

那么，当腿部痉挛的时候，我们应该怎么办呢？我们应该根据不同的情况，采用不同的解决办法。如果发生脚部抽筋的时候，应该根据"反其道而行之"的原则进行按摩也就是将脚向相反的方向按压，这样的效果还是挺不错的。如果腿部出现了抽筋的，就应该将脚板翘起来，尽量将膝盖伸直；如果小腿牵连的肌肉抽筋，就应该要用力压住脚板同时用力屈伸脚趾。

二、在日常生活中，我们应该如何预防抽筋呢？

1. 驱寒保暖一定要注意，这是首要选择。
2. 注意自己的睡眠姿势。
3. 不要长时间的走路或者运动。
4. 不要忘记参加一些体育锻炼。
5. 记得适时补充一些维生素 E。
6. 要为自己的身体补充一些钙质，可以在平时多吃一些蛋白质含量高的或含有可溶性钙盐的物质。

如果只有腿部抽筋，这就是小腿痉挛。在通常情况下，这种现象也会伴随着疼痛。

一、产生这种现象的原因主要有以下方面：

1. 寒冷的刺激。就像冬天冒着严寒锻炼一样，如果活动不够充分，就容易引起痉挛。同样的道理，如果夏天游泳的时候，水温比较低，也容易诱发腿痉挛。
2. 如果肌肉连续收缩过快也能引起痉挛。当人剧烈运动的时候，全身的肌肉都处于紧张的状态，此时腿部的肌肉收缩就比较快，这样的话，腿部肌肉放松的时间就比较短，于是乳酸就会堆积在身体中，从而引发肌痉挛。

3. 汗液过多也能引起痉挛。当人运动的时候，就一定会有很多汗从毛孔中流出。在这种情况下，如果没有及时的补充盐分，就会造成身体中的电解质大量流失，也会造成代谢物堆积，局部肌肉的血液循环会受到影响，在这种情况下也会出现抽筋的状况。

4. 身体劳累过度也会造成抽筋症状。当人进行长期旅行或者登山的时候，小腿的肌肉就必然会长时间处于疲劳状态。因为人登山的时候，腿支撑着身体的全部重量。消耗的体力就占身体中的一半，如果腿部承受不住疲劳的时候，痉挛就会发生。

5. 当身体缺钙的时候会引起腿抽筋。当人体肌肉收缩的时候，钙物质就会起到很大的作用。如果血液中的钙离子含量不足时，肌肉就会活跃起来，在这种情况下就会引起痉挛的现象。青少年处在生长发育时期，很容易缺钙，也经常出现抽筋。

二、预防腿抽筋的方法：

1. 平时要及时补充钙质和维生素 D，吃一些含钙高的食品，也可以吃钙片。

2. 要加强锻炼。在锻炼前要有充分的预热活动，等全身活动开了，四肢的血液循环也就畅通无阻了，然后再进行其他比较剧烈的运动。

3. 要保证肌肉的温度，不要让自己的肌肉在寒冷的状态下。

三、腿抽筋时如何进行应急处理：

如果在日常生活中发生了腿部抽筋现象，就可以采用这样的方法：马上用手抓住自己的脚趾，然后慢慢地将脚伸直，再将腿部伸直；当然用双手按摩小腿肚也是一种不错的方法。若是抽筋频繁，就应该看医生了。

腿脚麻木的疾病判断

手脚麻木主要体现在腿脚和四肢上,有时还会伴有疼痛感,甚至会感到四肢无力。情况不严重的人,只是脚趾会感到轻微的麻木,但是情况严重的,全身上下都会感到非常的麻木。

麻木的感觉也分很多种,有的像小虫子在身上爬,有的像被针刺痛的感觉,有的人还会感觉皮肤像变厚了一样,感觉变得很迟钝,不灵敏。这种麻木的感觉大多都发生在晚上睡觉的时候,有的甚至会被麻醒,早上醒来之后双腿还会感觉困涨,麻木感不会很快消失,各种感觉变得不灵活,这种情况可以通过做缓慢的运动来缓解一下。

这种麻木的症状往往会在寒冷的刺激或过度劳累的情况下加重。于是就会引发全身乏力,手脚冰凉。还有一些人在肢体麻木的时候脚下不稳,容易失去重心。如果麻木的病情严重,就会造成肌肉萎缩。对于大多数肢体麻木的患者而言,他们的肌肉都是正常的,坚持运动,麻木症状也不会影响日常工作,化验查不出异常。其实,这种情况就是一种慢性疾病,有的甚至会持续数十年。

一、腿脚麻木出现的原因有:

1. 糖尿病患者容易出现腿脚麻木。
2. 患者吃了一些西药,其副作用没有消失,而会伴随着血液活动。
3. 高血压、高血脂等疾病的患者容易腿脚麻木。

4. 关节有问题，长期受风造成的。

5. 身体中的一些部位有炎症。

二、西医西药治疗腿脚麻木的方法：

腿脚麻木，通常情况下可以采用的药物如下：

1. 维生素 C、维生素 B1、维生素 B6、弥可保等。

2. 静脉注射一些药物，比如丹参注射液、胞磷胆碱等。

3. 采用激素治疗的方法，这种方法要逐渐将药物的量减少。

4. 可以用地巴唑、辅酶 A、细胞色素 C 等药物进行治疗。

手足逆冷或发热，根据具体情况来判病

一、揉搓涌泉穴：将手掌放在涌泉穴处快速揉搓，直到有热感为止，每天早上和晚上各揉搓涌泉穴 100 下，然后再揉搓各脚趾 100 下。中医学认为，脚是人体诸多经脉的汇集处，它和全身的各脏腑、组织都有密切关系。特别是刺激涌泉穴，具有补肾壮阳、强筋壮骨的功效。坚持揉搓此穴，手脚冰凉的症状会有所减轻。

二、揉搓劳宫穴：劳宫穴在手心部。揉搓的时候可以一手握拳，揉搓另一只手的手心部，当手心感到微热时，再换另一只手继续揉搓。

三、按揉气冲穴：气冲穴在大腿根里侧，这个穴下有一根动脉。揉搓的时候可以先按揉气冲穴，然后再按揉动脉，一松一按，交替进行，直到觉得腿脚有热气下流时停止即可。

四、按揉、拍打肾俞穴：该穴位在两边腰眼，可以轻轻用力拍打，两边各拍打100余次即可。

另外，也可以采用食疗的方法，它对于改善阳气虚弱的状况也有一定的作用。比如，大枣红糖汤（大枣10个、生姜5片、红糖适量，每晚煎茶喝）对改善手脚冰凉具有较好的疗效。在冬季，手脚冰凉还可适当吃些羊肉、狗肉等，这两种肉可以暖中补虚、益肾养肝、开胃健脾、御寒去湿，当然，也要做好身体的保暖工作。

另外，还可以通过做瑜伽练习来改善畏寒体质。练习的时候，动作要缓慢，同时缓慢呼吸，把思想集中到自己身体上，从而让自己的神经系统平静下来，减少肢体末梢血管周围神经的过度紧张，让肢体末梢的血液循环状况得到改善，这样就能缓解手脚冰凉的症状。

一、暖身式

作用：温暖脊椎、椎间盘，可以扩大氧气吸入量，让腹部器官得到更好的补养。

具体做法如下：

1. 昂首挺胸，两脚慢慢开列与肩膀同宽，吸气，双手合掌举过头顶，脑袋尽量向后仰望。

2. 吸气，双手落下至腿上，向下逐渐弯腰，双膝伸直，手往下滑至脚踝。

3. 头自然下垂并贴于两腿之间，要保持一小会儿时间。

4. 上身慢慢起来，双手从脚踝处开始向上滑动至胯部，然后将头部后仰至最大限度。

5. 回复站立姿势，连续做上述动作直到身体发热。

二、云雀式

作用：促进血液循环，消除四肢冰冷。

具体做法如下：

1. 双膝跪地，上身挺直并将双手自然下垂。

2. 左腿渐渐往后伸展，脚背着地，吸气，同时两臂向前平伸，与地面平行。

3. 呼气的同时身体向后伸展，骨盆前推，头部后仰。

4. 保持这样的姿势并连续做 5 次深呼吸。

5. 还原至起始姿态，换腿并进行重复练习。

三、泡脚是缓解手脚冰凉的好方法

可以在较深的盆中加入 40 度左右的热水，只要水漫过脚踝即可。双脚在水中浸泡 20 分钟左右，这样就会全身温暖。

泡脚的同时可以揉搓双脚，这样的话对治疗手脚冰凉的效果更好。

椎管狭窄不可忽视

生活处处皆学问，可是在现实生活中，很多人往往不太在意自己身体发出的警报。

笔者的一位患者是中年人，特别喜欢钓鱼，所以他长期在阴冷潮湿的环境中待着。渐渐地，他犯了腰痛的病，以至于不能长时间站立，走路超过 100 米腰就疼得需要歇一会儿。后来去医院检查，他被确诊为椎管狭窄症。

什么叫椎管狭窄症呢？其实这就是指脊柱的椎管变窄了。为什么会出现这种情况呢？这其中不但有先天因素，而且有后天因素。其中，在先天因素中，绝大部分是因为营养不良造成的，而后天因素绝大多数是椎间盘突出造成的。临床医学研究发现，得这种病的主要集中在四五十岁左右人群中。

那么，我们要防治椎管狭窄，平时该如何做呢？可以按照以下的方法去做：我们要先分别揉自己的以下穴位：申脉、太冲、三阴交、照海、委中、承山、委阳、秩边、少海、腰俞承扶等穴位，每个穴位顺时针揉 3 圈，然后逆时针再揉 24 圈。督脉上的命门穴依后天八卦相数为 6，我们就以命门为中心，按照上、下、左、右的顺序，等距离定 4 点，每个点顺时针揉按 60 圈，逆时针揉转 60 圈，然后中间顺转 100 圈，再逆转 100 圈。每次都按照这样的顺序和要求去做即可。

笔者就按照这样的方法给这位患者进行了治疗。经过一个疗程，患者说他的病情好多了。而且每天都出去锻炼身体。现在，这位患者的病基本痊愈了，他的精神状态也有了明显的好转。

所以，我们平时要多注意自己身体各个部位的反射区，多摸摸这些反射区，看有没有疙瘩或条索。这些对自己的身体健康是非常必要的。只要自己处处留心，多关照一下身体，健康就会一直关照你。

爱侧立双脚，子宫和前列腺或有问题

当我们在每天晚上泡脚或者躺在床上的时候，用两只脚的脚后跟相互揉搓，脚后跟是子宫的反射区，我们每次都可以揉搓五分钟，对于女性而言，这种方法是非常实用的。它可以为女性的子宫保驾护航。

中国一直就有一句话：站有站姿，坐有坐相。那些经常习武的人，通常会讲究站如松、坐如钟、行如风。可是，对于很多普通人而言，他们难以将这种做法长期坚持下去，他们通常会随心所欲，怎样舒服就怎样待着。

虽然站和坐看起来如此简单，却反映出了很多人体的一些健康信号。

比如，在现实生活中，很多女性不管是站着或者是坐着，通常都喜欢把自己的脚侧着放。

冯梅去自己的一位朋友家聊天。她的这位朋友是一位医生。她们刚开始聊的时候，冯梅还是规规矩矩地坐着，可是聊了一会儿后，她的双脚就开始不老实了，她将两只双脚侧立着。朋友看见后就问她："你的月经是不是不太正常？"她说："是啊，你怎么知道？我已经两个月没来月经了。在近一年的时间里，我每次的月经量都特别少。"她的朋友说："我先不给你说我怎么知道的，这个答案一会儿再告诉你。现在我给你按一下你身上的一个部位，看你是不是疼。"于是，冯梅的朋友在冯梅右脚脚踝旁边按了一下，结果，冯梅立刻疼得叫了起来。

朋友发现冯梅的子宫反射区出现了一个疙瘩，于是便给她揉了揉子宫反射区。刚开始的时候，冯梅疼得乱叫，五六分钟之后，她便逐渐安静了下来，她对朋友说自己的肚子里热乎乎的。

冯梅很好奇地说："快给我说说你是怎么知道我的身体情况的？而且最让我想不明白的是，我也没有告诉你我月经不正常啊！"朋友开玩笑说："从你的脚的摆放姿势就能看出来，因为我看你的脚总是不老实。"冯梅说："是啊，我一直都有这个毛病，我家人还经常说我，觉得我坐着的时候脚总是不老实，总爱将双脚侧立着放。说真的，对我而言，侧立放着我就是觉得舒服。"

事实上，冯梅的朋友说得一点也没错。人的双脚到了内脚踝的这片区域，对于女子而言，这片区域就是她们的子宫反射区。对于男性便是前列腺。通常情况下，足弓或者是前列腺有毛病的话，只要去按这个区域，就会感到疼痛。如果严重的话，内脚踝这片区域就会有疙瘩。

通常情况下，我们在生活中很少见到像冯梅一样双脚都爱侧立的人，很多人都是单脚侧立。哪只脚喜欢侧立，就表明这一侧的子宫有问题。

所以，我们在日常的生活中，只要发现自己的脚后跟突起一块，这就表明自己的脚后跟可能异位了，这时候就一定要去医院治疗。

对于大多数女性而言，她们的子宫都容易出现一些问题。因此，大家在平时一定要多关注自己脚上的子宫反射区。这里给大家介绍一个既实用又简单的方法：每天用大拇指推拿内脚踝区域30下，这对子宫反射区而言能够起到就很好的保健作用。如果子宫反射区摸起来有疼痛感或者有疙瘩产生，那就要重一点揉捏。当我们把自己脚上的疙瘩揉开了，那么子宫里的肿囊也就化开了。

现实生活中，有很多的人都喜欢脚外侧着地，夏天穿得少，在冬天的时候也喜欢穿裙子,所以有这种情况的女性,一定要检查一下自己的子宫反射区是不是有问题。

对于女性而言,子宫是她们身体中非常重要的一部分,所以一定要经常按摩脚部,才能让健康常驻。

第三章
腿脚反射区，人体健康的守护者

腿脚反射区,健康不衰老的守护者

在人体中,最常见的反射区数量多达 60 个,同时,在足部还分布了不少特殊的反射区。比如:能改善老人孤独心理的反射区,可以提高减肥功效的反射区。

医学认为,足部并不是只有一些常见的反射区,同时还存在一些其他的反射区。

比如,脚上的胃、脾、胰反射区的旁边有一片空白区域,这个区域对于女性而言是一个很重要的区域,女性应该牢牢记住,因为这里是减肥效果最好的区域。对于肥胖的人,特别是对那些肥胖的同时还伴有腹胀和便秘的人,用手摸这个区域的时候就会有鼓鼓的感觉。对于这种情况,可以采用以下方法:用食指按或用按摩棒从上面向下面刮,每天进行 15 分钟,坚持一段时间以后,就能起到减肥的作用。同时,腹胀和便秘的症状也会逐渐消失。

也许你会问,这种方法也能起到减肥的作用?其实,这样可以调节人体的内分泌,通过调节内分泌实现瘦身的目的,这种方法健康又实用,而且没有副作用。

事实上,人的手上也存在一些减肥的反射区,这区域的位置就是从中指指根到掌根的带状区域。平时,就可以在这个区域揉按,这样做既能调节脾胃功能，也能起到减肥的作用。

此外，很多中老年人都患有高血压，他们经常会通过吃降压药来维持生活。其实，高血压并不是特别难对付的疾病，只要在日常生活中注意调理，清淡饮食，病情就会渐渐稳定下来。

事实上，用反射的治疗方法治疗高血压病症，除了上述刚讲到的方法外，还有其他方法，比如，用足部其他反射区降低血压。对于高血压患者而言，他们脚心的小肠反射区会有一个包。这类人在平时要注意刮自己的脚心，从上往下，怎么方便怎么刮。直到把肿胀的地方刮平即可，达到这种效果，血压也会慢慢降下来。另外，刮脚心不但能降低血压，而且能促进睡眠，增加性功能等。

很多老年人都怕孤独。因此在很多人看来，老人不好相处。其实，这种观点是错误的。很多老年人产生这种想法的原因主要是消化系统功能减退造成的，于是他们会吃不好、睡不好，进而就会产生很多的顾虑。因为想得多了，所以白天就会感觉很困乏，在这些情况交互下，人就很容易产生负面情绪。

鉴于以上情况，可以通过按摩改变老人的心情。其实，在我们的脚上，就有专门治疗这种病症的反射区，人们将这个区域称之为快乐转弯区，它位于横截肠到降截肠的拐角处。

要想让自己每天都开开心心的、年轻永驻，就应该经常按快乐拐角区。

在人体中，大肠是废物的必经之地，在结肠拐角处进行刺激，这样就可将堵塞在肠道中的物质推开，从而给老年人的消化系统减轻了负担，也让老年人内脏的负担减轻了很多。于是，人的心里就会逐渐平静。老年人的孤独症，也会随着消化系统的好转而消失。所以，如果要调节老人的心理，就应该首先调节老人的消化系统。老人吃得好，睡得香，自然就不会胡思乱想了。

脚心反射区对应的部位及功效

在人体中，不同的反射区会有不同的功能。因此脚心的反射区的功能也是各不相同的。下面我们就介绍一些反射区的功能及基本作用。

一、肾上腺反射区：

功能及作用：消炎、退烧、戒烟戒酒。如果喝多酒了，就可以点肾上腺反射区，这能把酒吐出来。具体做法为：在肾反射区上面，用中指的关节点按五分钟，这样就能达到消炎退烧的作用。另外，肾上腺还能起到升血压的作用，因此，低血压人群可以点这里。当然，高血压患者就不要点这里了。肾上腺下面是腹腔神经丛，这里所涉及的区域就是上腹和下腹，中间是肾。如果一个人的泌尿系统有了疾病，那么就一定要按照肾——输尿管——膀胱——尿道阴道的顺序去做按摩，这个非常按摩路线是非常重要的。

二、脚底脚趾反射区：

在人体大脚趾底部的中间，是脑垂体的反射区，如果这个地方的分泌减少，人就可能患上侏儒症。如果我们经常用手指点按该区域，就能调节内分泌，特别是对于更年期的女性而言，这种方法的效果是非常好的；大脚趾趾腹部分就是大脑的反射区，如果平时多按摩这个地方，对于预防和治疗老年痴呆有很好的效果，同时也能调节自己的方向感，缓解帕金森综合征；人脚心五个脚趾头的地方是前额的反射区，如果眼睛不好，鼻子不透气或者精力不好、睡眠不佳，都能通过多按摩这个穴位来缓解症状。

人脚的侧面，如果有蓝色的网状线，这种人就比较容易患脑血栓病。

二趾和三趾包括趾缝是眼的反射区，左脚是右眼的反射区，右脚便是左眼的反射区；四趾和五趾包括其中的趾缝，左脚是右耳的反射区，而右脚是左耳的反射区。

三、甲状腺：

甲高的人吃不下饭同时睡眠也不好，容易出虚汗，而且脾气也比较暴躁；而甲低的人通常会变得虎背熊腰，肩膀很宽厚，睡不醒但吃得不多，这类人就是喝一口水都可能长肉。所以，遇到这种情况，就应该采用按摩的方法。在按摩的时候要用手向上推，心脏下是脾，在按摩的时候应该顺时针点揉。在中医里的脾胃主运化，对于增强人体的免疫力有很大的作用，若是这种情况就很容易造成人体器官下移。

脚底的甲状腺反射区下面的第一横指便是胃的反射区，只要按摩这个地方，胃就会渐渐发热。第二横指是胰，如果这个地方发硬，就表明胰腺出现了问题，如果胰腺出问题，人就容易患上糖尿病，第三横指是十二指肠：胃，十二指肠溃疡通常都会用手指的关节向下拉，如果身体过于偏瘦，就不用这样做了，如果患有胃下垂，那么就应该向上推。

如果一个人脚后跟疼，早上起来站立有困难，这就表明此人肾虚或者是患上了骨质增生的病症。如果你患上这种病不久，那就可以用醋来泡脚，要用两只盆，里面的盆里放醋，外面的盆则起到的是保温的作用，连续五天要使用五斤醋；对于患病时间比较长的患者而言，就要买一箱醋备用。每五天用五斤醋，每天泡脚二十分钟即可。泡完后还需要用手按摩一下脚后跟，按摩的时候哪里疼就按摩哪里。另外，我们还可以用下病上治的方法，如果右脚后跟出现疼痛的症状，我们就可以在右手的根部去找疼痛的地方，哪里痛就按摩哪里。

足趾反射区对应的部位及功效

一、前额（眼睛以上的部位）

对应反射区：两只脚的脚底，每个脚趾的指端部位。

按摩手法：可以将拇指指端或食指指尖沿着脚趾进行横向按摩，当然也可以从指端到指尖进行按摩。

功能与主治：可以调治头痛、头晕或是失眠等病症。

二、垂体反射区

垂体在人大脑的下方，它是人体最重要的内分泌腺，它可以分泌生长激素、促进甲状腺激素等，对于人体的增长和其他的生命活动都具有非常重要的意义。

对应反射区：两只脚的脚底，拇趾趾腹的中间位置。

按摩手法：采用拇指指端或食指的指尖进行按摩即可。

功能与主治：可以治疗脑垂体功能失调、内分泌失调、侏儒症、肥胖症、更年期心情暴躁等病症。

三、小脑及脑干反射区

小脑不但可以维持身体的平衡，还能让人体的肌肉运作得到调节；脑干能够传到神经冲突，并有心血管中枢，呼吸中枢等。

对应反射区位置：两只脚脚底、拇趾趾腹根部的外侧位置。

按摩手法：用拇指指端或食指指尖进行点按即可。

功能与主治：能够调治小脑萎缩，对于小脑的脑干失去活性的症状有一定的功效，同时还对治疗关节病有不小的作用。

四、三叉神经反射区

三叉神经位于头部两侧，他能够支配眼部、上下颌、口腔等各个器官的动作和感觉。

对应的反射区位置：足部大拇指的两侧。

按摩手法：可以用拇指指端或者食指的指关节，从拇趾趾端向趾跟方向按摩。

功能与主治：调理偏头痛、三叉神经痛、面瘫等病症。

五、鼻反射区

鼻子既是人体中的嗅觉器官，同时也是人进行呼吸的通道。

对应的反射区位置：双脚拇指的内侧，从拇趾顶端向拇趾跟部，再延伸到拇趾背面趾甲的根部。

按摩手法：用拇指指端或食指的指间关节揉按即可。

功能与主治：防止呼吸道感染。

六、大脑反射区

大脑在人体的颅腔中，它是人体中最高的调节器官。

对应的反射区位置：两只脚的足底，整个拇趾趾腹。

按揉手法：用拇指指端或者是食指的指间关节顶住趾跟进行按压即可。

功能与主治：可以调理头痛、头晕、神经衰弱、失眠、健忘、脑血栓等疾病。

七、颈项反射区

颈就是头和躯干相连的部位，项是指颈后面的部位，也可以指脖子。

对应的反射区位置：两只脚的脚底，拇趾根部有横纹的地方。

按揉手法：用拇指指端沿着拇指的根部按摩即可。

功能与主治：可以调治颈椎病、高血压、腰肌劳损等。

八、眼反射区

在人体中，眼部是最重要的感觉器官之一。

对应的反射区位置：双脚第二趾和第三趾的底部以及两个侧面。

按揉手法：用拇指指端由指端逐渐向根部按摩。按揉的时候需要注意的事项有：要先按脚趾脚底和两个侧面，再用拇指的指间关节点按，在双脚的第二、第三趾底面和侧面分别进行点按。

功能与主治：调治结膜炎、青光眼、白内障等眼部疾病，同时可以缓解视力障碍、防止眼底出血。

九、耳反射区

耳朵在眼睛的后面，是人体中的听觉器官。

对应的反射区位置：双足第四趾与第五趾的底面和两个侧面。

按摩手法：用拇指指端按摩，从双脚的指端向趾跟的方向按摩。需要注意的事项是：应该先按摩足趾的底面，然后再按摩足趾的两个侧面，再用拇指或是食指点按中间，在第四、第五趾的底面和根部分别进行按摩即可。

功能与主治：可以治疗耳鸣、耳聋及中耳炎等耳部疾病。

左足掌前半部反射区对应的部位及功效

在我们大多数人的眼中，每个人的两只脚是没有区别的。其实，这种观点是错误的。虽然左右两只脚的外形是完全一样的，但是它们的反射区是不同的，我们来看看左脚掌的前半部分。

一、跖趾之间甲状旁腺，能够防治痉挛和癫痫病

甲状旁腺这个反射区能够有效治疗甲状旁腺功能失调、骨质疏松等疾病，同时可以促进肠胃蠕动。此外，这个反射区对于癫痫病患者也有很好的治疗作用，所以如果家里有癫痫病人，就一定要记住这个的反射区。假如病人的癫痫突发，就应该用双手按住甲状旁腺反射区，使劲点按几分钟，这样患者的病情就会减轻很多。

二、甲状腺调理代谢失调

如果一个人甲高，那么他平常就很兴奋；如果一个人甲低，那么他每天的精神状态都是萎靡不振，贪睡。这些症状都可以通过甲状腺进行调节。

那么，我们如何对甲状腺进行管理呢？大脚趾和二趾趾缝下面的甲状腺反射区就是甲状腺的管理员，同时也能调节人体的新陈代谢。对于那些患有心慌、失眠症状的人而言，多按摩这个区域的效果非常好。

无论一个人的甲高还是甲低，他的甲状腺反射区都有一个小沟，摸上去会有硬邦邦的感觉。如果一个人甲高，那么他就会心慌气短，同时也容易发脾气，饮食量比较大，有些人的眼睛还会突出。而对于甲低的人来所，他则经常觉得吃不饱，虎背熊腰，每到晚上很容易就可以睡着。在日常生活中，如果发现自己有上述症状，平时就一定要注意按摩甲状腺反射区。

另外，还有些人的甲状腺反射区天生就有一条小沟，这表明他的甲状腺很早就有问题了。

三、脚底横带斜方肌，可以舒展脊背、健颈肩

在日常生活中，我们经常会遇到落枕的事情。往往在不经意间，一天早上就会感到脖子后面很疼，想扭头却动不了，感觉整个脖子就像是僵在了肩膀上。其实，这就是典型的落枕的表现。每当这时，很多病人都会找医生，因为疼痛难忍，他们希望医生能帮忙快速治疗这个问题。事实上，这是一个很简单的问题。从脚的三四趾趾缝往下一厘米的地方，横着到小脚趾的整个区域都是斜方肌反射区。这个反射区的主要功能就是治疗筋骨、落枕等问题。

四、斜方肌下肺带宽，上推支气中趾间

从大脚趾下的一块大骨头横着到小趾的区域都属于肺及支气管反射区。

在现实生活中，有很多老年人的支气管都不好，所以他们很容易咳嗽，

有时候还会因为不断咳嗽而憋得脸红。虽然儿女们看着父母咳嗽觉得很心疼，但是也没有办法。人的年龄大了，肺和气管里积累下来的脏东西就会越来越多，于是就会影响血管的通畅性。有一位支气管炎的患者，平时总是干咳，后来去看中医。医生并没有给他用药，而是给他按摩肺和支气管的反射区，每天用半个小时的时间，没过几天，他的症状就减轻了很多。因此，对于很多年轻的子女来说，只要平时多给父母按摩这两个反射区，父母的肺气就会顺畅很多。

五、循环器官重在心，肺带下面向上按

如果家里有心脏病患者，请一定要注意心脏反射区。曾经有一个年轻学生，心律不齐，心衰。专家给他治疗的时候，经常按摩这个反射区，这位年轻人的情况竟然逐渐得到了好转。因此，为了让自己的父母有一个比较好的身体，作为儿女的我们，应该经常为父母按摩心脏反射区。

左足掌后半部反射区对应的部位及功效

在日常生活中，我们去别人家做客的时候，往往会听到主人劝大家：吃好喝好。事实上，随着社会的发展，人们的生活水平有了很大的提高，因此吃喝问题并不是人们发愁的。但是，体质下降和病痛困扰却成了很多人头疼的问题。所以，吃得好并不一定对身体有多少好处，最主要的是要消化好，这才是吃美食的资本。事实上，对于我们每个人而言，最好的"健

胃消食片"就在我们的脚底。

一、脾具有免疫强身的功效

可能不少人不知道脾的作用究竟是什么。我国古代医书《黄帝内经》中有这样的记载:"脾胃者,食廪之官,五味出焉"。这句话的意思就是说,人的脾胃就好像是一个仓库的管理员一样,人每次所吃的饭,首先会进入胃里面,接着在脾的推动和运输下,就会被分配到全身的各个部分中去。

另外,人的脾脏还管理着体内的血液,如果血液自己跑了出来,就表明你的脾脏功能有了问题。我们在日常生活中,其实就能明白脾脏的巨大作用。脾脏反射区的位置就在心脏反射区的下侧,对于很多胃口不好或者是消化不好的患者而言,我们应该重点点按这个反射区。坚持下去,症状就会逐渐消失。

二、胃酸、胀痛,点揉胃区能消炎

胃是人体的消化器官,我们吃的东西,第一个到达的方位就是胃。

不少人都有胃酸、胃胀、胃痛的毛病,有的是一时的,而有些则是长期存在的。其实,不论哪种情况,我们都可以多按摩自己脚下的胃反射区。这对治疗胃病是一个很好的措施。所以不论你的情况是胃痛还是胃胀或者胃酸,只要按摩一会胃反射区,自己的身体就会感觉很舒服。同时,用揉按胃反射区的方法治胃病,还不会产生副作用,而且这种方法还能够一并解决其他多种疾病。除了可以治疗胃痛、胃胀、胃酸之外,揉按胃的反射区,还能够防治胃下垂,也能让胃炎的症状得到缓解。可以说,这些简单、实用的方法我们应该充分利用起来。

三、胰脏反射区应该重按，可以预防糖尿病

有一些患者在患上了糖尿病之后就非常恐惧，觉得自己的人生完了，觉得活着没什么意义。其实，这都是心理在作怪，是内心脆弱的表现，没有必要。

笔者认识一位老年的糖尿病患者，他每天都要吃梨。可能很多人觉得糖尿病患者是不能天天吃梨的。因为梨中的含糖量太高了。可是，这位老人的糖尿病后来因为吃梨得到了极大的好转，血糖降低了很多。这是为什么呢？其实，因为人体会将梨中的糖分解，从而会对糖尿病产生一定的抑制作用。当然，糖尿病人吃梨的情况并不一定适合于每个人，人和人的病情都是有差别的。但是，按摩脚底的反射区对于每一个人而言都是一个好方法。

糖尿病患者可以在平时多按摩自己的胰反射区，这能够有效改善糖尿病的状况，使其身体中的含糖量慢慢下降。

四、十二指肠胰区下，可以治疗消化不良

十二指肠反射区的位置就在胰区的下面。这个反射区和胃反射区的功能相似，都是治疗消化不良的，特别是对十二指肠的一些疾病的治疗，有很好的效果。

五、四指屈曲刮小肠，具有防治胀气、腹泻、肠炎的功效

在生活中，我们很容易胀气打嗝，这个时候首先要找的就是小肠。如果小肠胀气，人的下腹部就会不舒服，感觉就像肚子里有一只小兔子，在上下跳动。每当这个时候，我们就应该让小肠反射区发生作用。多揉一揉

小肠反射区，就会让自己的腹胀症状得到缓解。除了能缓解胀气之外，这个反射区还对治疗慢性肠炎有比较好的效果。

六、横降乙直大肠全，便秘腹泻肺疾患

在日常生活中，很多人都有过便秘的经历。其实，利用足部反射区进行按摩的方法，对于治疗便秘能起到不错的效果。具体的部位是：横结肠和降结肠是可以吸收营养的，能够运输废料；乙状结肠和直肠就是用来运输废料的，因此，我们可以多按摩几个区域，让自己的便秘问题得到解决。

七、肛门反射区在左脚底，能治痔瘘和便秘

俗话说，十人九痔，这句话的意思是说，十个人中有九个人长了痔疮。痔疮最明显的表现就是大便出血。在通常情况下，医生都会根据大便出血的先后，来判断痔疮是内疮外疮，还是混合痔疮。有的人如果一劳累就会出血，甚至还有更为严重的情况——经常便血。这种情况就要非常注意了，因为这种情况很有可能引起贫血。要让这些情况得到缓解或者治愈，就应该按摩肛门反射区。

八、足跟中央稍靠前为生殖系统反射区

在现实生活中，我们往往会发现治疗生殖疾病的医院很多，妇科医院、生殖医院等医院全国到处可见。由此可见，社会中的生殖疾病还是很多的。事实上，这些疾病的发生和我们日常生活中的饮食有很大的关系。人们正是因为这些不良的饮食习惯，才造成了这么多的疾病。

平时，我们除了去医院看生殖系统的疾病之外，还应该具备一定的健康常识。在平时的饮食中，除了要少吃肉以外，还应该多按摩脚部的反射

区。如果每天用十分钟来按摩生殖反射区，就可以让自己的生殖系统疾病得到改善。

足外侧反射区对应的部位及功效

一、跟上踝后生殖腺应多点按

跟上踝后生殖腺，其实就生长在脚的外侧，也就是脚的外踝，外踝靠后下方脚底的生殖腺反射区，卵巢、睾丸等器官的反射区都集中在这个地方。按摩这个区域治病的疗效也很好。

二、跟骨前缘属于膝盖反射区

在脚踝下面的反射区属于膝反射区，这对我们治疗膝盖疾病是非常有用的。通常情况下，这个反射区能治疗膝关节炎、膝关节痛等疾患，而且治疗效果也比较好。在日常生活中，很多中年人都是因为年轻的时候过度劳累，或者在年轻的时候膝盖受了风寒，从而形成了病根，落下膝盖关节炎的毛病。虽然这并不是什么大病，但往往对我们的正常活动造成了严重影响，容易累，膝盖容易疼，干点事情就要坐下来休息一会儿。所以，平时大家就应该多按摩膝反射区，降低膝关节的疼痛和膝关节的其他病症。

三、骰骨前后两点肘，治疗上肢的必选穴位

有不少女性都有网球肘，是不是这种病症也可以通过按摩反射区来解决呢？没错，人体中的各种病症几乎都会在脚上有反应，因此俗话说头痛医治脚部是有道理的。治网球肘可以通过按摩脚上的足反射区解决。按揉这个反射区可以缓解肘关节的一些疾病。

四、外侧趾跖是肩关节的反射区

肩的反射区其实也在我们的脚上。在小脚趾根部外侧靠下面的地方。这个反射区不但能治疗肩周炎，还对肩膀无力、手麻等疾病有一定的治疗效果。

五、足面肩胛属于上臂的反射区

对于肩部疾病的治疗，除了上述的反射区之外，还可以用另外一个反射区：肩胛骨反射区。此反射区和肩反射区紧紧相连，位于肩反射区后面的三四厘米处。在平时，如果经常用手按摩这个反射区，就能有效地防止手麻、肩周炎等疾病。

六、外踝关节属于髋的反射区

在人体双脚内侧踝关节的下面是髋关节反射区，脚外侧踝关节的下面也是髋关节反射区。所以，如果在生活中感觉到髋关节痛、腰背痛、坐骨神经痛这些症状，就应该对这个反射区进行按摩。

七、踝后四指下腹部，妇科的反射区

踝后跟上下四指宽的区域是指腹部反射区，对于女性而言，这个反射区关系着她们的幸福，在平时多按摩可以治疗腹部疼痛、月经不调等疾病。

足背反射区对应的部位及功效

一、足背拇指属于上下颌的反射区,横纹上下内外端

"牙疼不是病,疼起来要人命",这是我们在日常生活中经常听到的一句口头话。牙疼很难受,经常会疼得我们无法正常吃东西。那么,我们如何通过按摩反射区的方式来治疗呢?首先,我们应该先找一下上下颚的反射区,它就在大脚趾趾甲后面的骨头上下的区域。口腔溃疡或是牙痛等疾病的患者就可以按摩这个区域。在按摩的时候需要注意:一定要顺着一个方向按摩,这样才能让按摩显得有规律,不能没有规律的乱按摩。

二、趾骨两侧属于扁桃腺反射区

扁桃腺反射区位于脚趾根部那根筋的两边,该区域可以缓解因感冒发烧引起的扁桃体发炎、肿胀、化脓、扁桃体肥大等一系列咽喉不适的症状。

三、趾跖关节属于喉头反射区

此反射区的具体位置就在大脚趾向下三四厘米的地方,这里属于气管、食管、喉头的反射区,是专门用来治疗咳嗽、感冒、气官炎等疾病的。

四、一二跖骨缝隙属于胸部淋巴的反射区

喉和气管、食管反射区的旁边就属于胸部淋巴腺反射区,这个区域有

三四厘米。对于胸痛、气管和支气管炎等患者都有好处。

五、内耳的反射区在四五脚趾，可治疗头昏耳鸣晕车船

内耳这个反射区虽然可能不太起眼，但它却对人有非常重要的作用，在四五脚趾指根下面大约两厘米左右的地方。这个区域能治疗的疾病并不少，例如头晕、晕车、高血压等，同时，还能治疗美尼尔综合征。

六、足二四脚趾，胸部乳房的反射区

在现代社会，乳房疾病比较常见。因为很多女性轻信那些丰胸、美胸的广告，然后就去做胸部的美容手术，结果还引发了其他一系列疾病。其实，医生并不建议女性们去丰胸，但是如果因为丰胸引起了疾病，就应该及时治疗。治疗这个病症的反射区在哪里呢？在脚二三四趾的下面长2~3厘米、宽2~3厘米的一个圆形的区域内，这个区域对胸闷或胸痛等症状都有比较好的疗效，这是女性身体保健的重要区域。

七、横跨足背是横膈，分推膈肌防痉挛

人的脚面上有一个反射区，叫作隔膜反射区，如果有打嗝、恶心、腹痛等症状时，就可以按摩这个区域。具体按摩方法为：在这个长条形的反射区，我们可以用大拇指横着按摩。在这个区域按摩，也能止泻，就是向一个方向推按即可，当然不能反反复复的推按。

八、双指按揉双肋骨，开胸顺气消胁痛

在日常生活中，如果我们感到肋骨有胸闷、岔气、肋间神经痛等症状时，就可以按摩肋骨反射区。记住这个反射区，在平时多按摩，对我们的

身体好处不少。

九、上身淋巴外踝前，免疫退烧又消炎

在人体中，淋巴结反射区可分为两部分，其中一个属于上淋巴结反射区，一个属于下淋巴结反射区。在脚外踝骨前方的下面有一个凹陷处，这里就是上身淋巴反射区。如果一个人的身体中有炎症，或者机体发烧，我们就可以通过按摩这个反射区来减轻病痛症状。

十、下身淋巴反射区位于内踝前，可以免疫强身驱病患

人体中下身淋巴反射区的位置和上身淋巴反射区不在同一个区域。双脚前下面的凹凸处就属于下身淋巴结反射区。

右脚反射区对应的部位及功效

一、右脚四五趾属于肝反射区

一位年轻的糖尿病患者，已患病很多年了。笔者在给他做足部诊疗时发现他脚下的肝反射区有很大的条梭。笔者一问才知道，这位年轻人患上了肝脓肿，他的病一直不见好转，也让自己的工作受到了很大影响，所以他很沮丧，对自己的未来感到非常迷茫。所以，笔者在给他做足部按摩的时候，就重点选择做肝反射区。这个反射区是一个非常重要的肝病反射区

域，几乎可以囊括所有肝病，比如黄疸、肝腹水、肝硬化等。笔者给那个年轻人做了10天，他的肝脓肿症状就已经减缓了很多，身体也舒适了很多。年轻人很高兴，一下子精神抖擞，终于可以好好地为自己的未来奋斗了。

二、肝区下包属于胆反射区，可以预防结石胆囊炎

胆囊反射区对于各种胆囊病具有一定的治疗有效果，主治疾病主要包括胆囊炎、胆结石、黄疸病及其他胆疾患。

三、盲肠阑尾跟前缘，专治腹痛阑尾炎

笔者的一个学生曾经说，他上初中的时候得了阑尾炎，肚子特别痛，以至于他根本不敢动，肚子上疼得那个部位他也不敢按，不思饮食，身体日渐消瘦。笔者对他说，如果当时你的父母懂得一些反射区的知识，给你揉揉盲肠阑尾的反射区，你就不会那么疼痛了。

在西医上，很多人阑尾有了问题，医生就主张把它切掉。其实，患上阑尾炎，并非一定要做手术切除。通过按摩身体上相应反射区的方式，反而比吃药和手术的效果好很多。

四、点罢阑尾点回盲，促进排泄健大肠

盲肠阑尾反射区上方属于回盲瓣反射区，此区域与盲肠共同使用，对于消化系统的一些疾病能起到很好的调理和治疗作用。

盲肠属于大肠的一部分，我们吃进去的食物被运送到小肠的时候就已经消化完了，当然还有一小部分残留物没有消化完，这就需要大肠来完成了。所以，大肠会将这部分东西中还能吸收的再吸收一部分。当大肠吸收

完之后，剩下的就成了粪便。因此，要是有拉肚子、便秘等症状，就可以用这个反射区，其效果比吃药都好。

五、小肠区外升结肠，左转相连横结肠

升结肠在右脚外侧脚掌至脚跟往里一厘米处，这个区域上下长三厘米左右，是个带状区域。与这个区域垂直的一个横向的长条就是横结肠。这个区域对腹泻、腹痛、便秘及肺部疾患都能起到比较好的疗效。当你的身体突然有这些毛病，或者有上述疾病病史后，你就应该每天都揉搓、推按升结肠和降结肠反射区，每次 15 分钟即可。

按摩需要注意的是，饭后一小时之后才可以做脚部按摩。如果身体局部有出血，则不要轻易做按摩。

小腿内侧反射区对应的部位及功效

人的小腿内侧共有反射八个区，从上到下依此是头、脾、胰、肾、直肠、肛门、腹股沟和脊柱。

一、头部反射区

头部反射区位于小腿内侧上段和胫骨内髁下缘的凹陷处。这个区域对于患有头疼、鼻炎之类的患者而言，是一个非常好的按揉区域。可以每天都多揉揉这个区域，找到痛点，重点按揉。

二、脾反射区

脾反射区在头面部反射区的下方和小腿胫骨内侧后缘,患有脾脏疾病的人就可以多揉揉这个区。对于脾虚肥胖的人而言,按摩这个区域也有很好的效果。只要每天揉这个区30分钟,长期坚持,也能改善肥胖症。

三、胰反射区

胰反射区在脾的下面,对于糖尿病这种胰脏疾患或糖代谢紊乱引起的病,就需要按摩这个区域。通常情况下,给糖尿病患者做这个区域按揉的时候,患者都会有酸痛的感觉。为了治疗疾病,酸疼也应该忍耐一下,每天揉按20分钟,坚持下去,对降低血糖比较好。

四、肾反射区

肾反射区在小腿胫骨内侧后缘,也即三阴交穴,这个区域主要是用来治疗泌尿系统及生殖系统的各种病症的。这区域比较敏感,我们可以通过按揉这个区来诊病和治疗,而且通常情况下都有非常明显的效果。

五、直肠肛门反射区

直肠肛门反射区在小腿胫骨内侧后方,从内踝后方向上延伸四横指的竖条状区域。像直肠炎、痔疮、便秘、脱肛等类似病症都属于难言之隐,而且也不好跟别人说,并且也让人特别难受。此时,小腿上的直肠肛门反射区就值得我们使用。我们可以对这个区进行敲敲打打,或者揉揉捏捏。这样可以活跃四周的血液。

六、腹股沟反射区

腹股沟反射区对于治疗生殖系统疾病和腹股沟疝等疾病具有比较好的疗效。

七、脊柱反射区

在腿胫骨内侧缘，自上而下分别为：颈椎、胸椎、腰椎及骶尾骨反射区。如果患有颈椎病、脖子不舒服、胸椎的毛病、腰疼、老年人的坐骨神经痛等疾病，我们都可以按摩这个区域。

小腿外侧反射区对应的部位及功效

在人腿的外侧，主要有胃、肠、盲肠及阑尾、小肠、大肠等多个反射区。这些区域在人的小腿外侧前方形成了一条线，对于一些消化系统不太好的人或出现便秘、腹泻等症状的患者而言，就可以用大拇指使劲儿搓这条线。既可以从上到下，也可以从下到上。需要注意的是，一定不要来回搓。如果觉得用大拇指太费劲，那就可以用拳头搓或手背外侧刮，或者直接用按摩棒也行。总之，一定要顺着一个方向进行按摩。另外，对于阑尾炎患者而言，如果按压这几个消化系统反射区时，痛感会比较强烈。而大肠反射区则对急慢性肠胃炎的治疗效果比较显著。

一、肝胆的反射区

在人的小腿上，除了这几个消化系统的反射区之外，小腿外侧腓骨小头下方，胫骨与腓骨之间凹陷处有一个条状的区域，还有肝胆反射区，这个区域主要用于治疗肝胆上的毛病。

在这里，笔者讲一个真实的故事。笔者的外甥是广州人，有一天他给笔者打电话，说他们家隔壁的大妈五十多岁了，整天说自己胆疼，而且每天都呕吐。倒是找了不少医院，西药、中药也都吃了不少，可是效果都不怎么好。我外甥知道了邻居的这个情况后，就赶紧打电话问我有没有好点的方子。

笔者觉得老人家吃药吃得太多了，真的很痛苦，所以笔者根据自己多年的经验，告诉外甥：你让你邻居的大妈揉阳陵泉下二寸肝胆反射区，问她疼不疼。如果疼，就忍着疼使劲儿揉。

后来，外甥打电话说，他邻居在揉小腿肝胆区的时候，发现里面出现了两个很大的疙瘩。根据这个情况，我判定这位大妈是胆结石或者胆囊炎患者。我在电话中给这位大妈说，你的胆不好，应该每天揉那两个疙瘩，使劲儿捻，只要将两个疙瘩捻开，你的病症也就逐渐减轻了，呕吐、恶心的症状都会逐渐消失。需要注意的是每天揉36～100下，经过一段时间的坚持后，疙瘩就没了。在刚开始的时候你会有酸痛感，但是每天坚持揉搓，直到把这个地方揉得和周围的肉没有任何区别了，你胆上的疾病就都好了。

后来，外甥打电话给笔者说，他的邻居按照我说的方法坚持了三个月左右，原来呕吐、胆疼的这些症状全没了。

在现实生活中，得胆方面疾病的人挺多的，特别是胆结石。所以，我们为了防止这种疾病，可以多揉揉小腿上的胆区。这不但简单方便，也很实用。不用脱鞋袜，可以在晚上一边看电视，一边揉，这样做也不会耽误其他事情。

二、肩反射区

在人小腿的外侧，还有两个反射区，这两个反射区也非常重要：其中之一是胃反射区下一横指，小腿外侧最宽处的肩反射区，这个反射区可以调理肩部和上肢毛病，另一个是肩反射区下方，调理膝关节痛等膝部及下肢疾患的膝反射区。

三、女性最喜欢的下腹部反射区

在人的小腿外侧还有一个主要针对女性的反射区，这个就是下腹部反射区。它主要治疗女性的痛经、月经不调等生殖系统疾病。当然，这同脚上的反射区一样，对于男性而言，相应的部位就是前列腺反射区。

提高孩子的自愈潜能，要注意哪些反射区

现在，笔者给大家介绍一些让孩子少生病的保健操，让孩子吃饭香，长得结结实实的。

对于现在的家庭而言，每家基本都是一个孩子，孩子就是全家人的核心。而且，在现实生活中，我们常常看到孩子稍微有点头疼脑热的症状，家长们就着急抱着去医院。平时，还有些家长一看见孩子的精神状态不佳

就开始担心，又是怀疑孩子是不是感冒了，又是赶紧给孩子灌药。结果，孩子看见药就哭。

事实上，孩子的精神状态不佳并不一定就是生病了。而大人们却一直拽着孩子折腾。鉴于这种情况，我们为什么不把自己孩子体内的自愈力发掘出来呢？只要挖掘出了孩子体内的自愈力，不但大人轻松，孩子也舒坦，而且这样的效果显然要比吃药好多了。

曾经，有个幼儿园的老师来笔者这里看病。笔者给看完后，她跟笔者说，她所带的班里的孩子有的总是生病，甚至一生病就一个月不去上学。接下来她问笔者，有没有什么可以增强孩子体质的简单方法。

于是，笔者有一次便专门去她班里，给孩子们教健身操，结果孩子们的反响都挺不错，他们都觉得很好玩儿，个个都在认认真真地做。等孩子们学会后，这位老师便让孩子们每天都做，就像上小学做广播体操一样。有一次，这家幼儿园里闹了一次流感，很多孩子都感染了，可是这位老师所带的班里，没有一个孩子感染。

下面我们来看看这套健身操的做法，希望能让您的孩子增强体质，少生病。

第一节：小脚丫，摇一摇，摇摇晃晃真舒服。

这一步既可以两个脚一起做，也可以先进行左脚，再进行右脚。先顺时针转4圈，然后逆时针转4圈，口中再念一遍儿歌。

第二节：伸出小手，对准脚趾，用力搓一搓，舒服又快乐。

搓脚趾：左手扶脚，用右手五指对左脚五趾，向下搓，边搓边唱儿歌，反复做两遍。

第三节：手掌摩脚掌，自己做治疗，不病不发烧，肺炎会被吓跑。

搓脚掌：左手扶脚，用右手掌对左脚掌横向用力搓，边搓边唱儿歌，反复做两遍。

第四节：小手握成小拳头，对着脚心使劲揉，刮脚心，吃饭香，宝宝长得强又壮。

刮脚心：左手扶着脚，右手握成拳，用手指第二关节刮左脚心。边刮边唱儿歌，反复做两遍。

第五节：小拳头，敲一敲；天天敲，长得高。身体好，乐陶陶。

敲脚后跟：左手扶着脚，右手握成拳，轻轻敲打左脚脚后跟，边敲边唱儿歌，反复做两遍。

第六节：双手握住两只脚，上下左右都搓擦，背后也别忘记了，脚丫搓热身体好。小朋友快快来，快快乐乐搓起来。全身通畅疾病消，爸妈高兴宝宝笑。

搓擦全脚：双手握脚，将脚心、脚背、脚趾、脚两侧，挨着都搓擦，边搓边唱儿歌。

上述只是做左脚的，整体做完以后将左脚放下，穿上鞋袜，然后再做右脚。特别是在春季秋季和冬季，左脚做完后快速穿上鞋袜，再做右脚。而右脚的方法顺序和左脚相同，只是左右相反而已。

作为家长，如果你感兴趣，也可以把儿歌谱成曲子唱出来，这样会让孩子觉得更有意思。

提高中老年人的自愈潜能，要注意哪些反射区

通常情况下，小孩体内的能量都储存得比较深，他们阳气比较足，因

此反射区的活力就比较容易被激发出来。而中老年人则因为年龄原因，阳气耗损严重，要激发反射区的活力就要多管齐下了。

事实上，人体的反射区就是一个面，而关节则是把它们串起来的点。关节的活力充足，人也就充满了活力。笔者教给大家一个健身十二步操，这对于中老年朋友来说是很好的锻炼方式，应该每天坚持练习。

一、脚趾抓地25下。这样做不但可以让你的脚趾关节更加灵活，而且能激活脚趾部的反射区。而人的大脑、小脑、眼、耳甲状腺等的反射区都在这个区域。因此，只要我们经常锻炼这儿，自己的大脑就很容易受到感召。

第二步：绕踝。这一步，应该双手叉腰，四指朝前，其中一只脚站立，另一只脚的脚尖着地，然后再做内旋外旋各12次。做完后再换另一只脚，重复相同的动作即可。

在这一步中，所围绕的中心就是脚踝。事实上，脚踝四周也有很多反射区，主要涉及免疫系统的、坐骨神经的，这一步的动作将这个区域连同脚跟、脚面甚至整个脚都进行了锻炼，可以促进两脚的灵活度，走路都轻便。

第三步：绕膝。将双脚并拢，双手轻轻放到膝盖上，然后以膝盖为轴，向左旋转12次，然后再向右旋转12次。需要注意的是，臀部应该保持一个水平，不要翘起来。膝盖是人体中最大的关节之一，它的重要性不言而喻。关节，其实就好像一个关口，如果我们经常活动自己的膝关节，就可以将这个关口疏通，那么身体的气就能自由流动。另外，练习膝关节还可以激活小腿反射区。

第四步：绕腰。将双脚并拢，双手叉腰，四指朝前，以尾骨为中心画圆，先向左12次，然后再向右12次。这样就能让腰部关节得以调整。《黄帝内经》中说，腰是肾之府。绕腰的目的就是为了让你把腰的作用发挥出来，只要你经常练习，腰是越转越灵活。另外，腰还连着腹部反射区，经常转转，对其他腹部内脏有好处。

第五步：绕肩。将双脚开立，达到与肩同宽的程度，然后双手自然下垂，以肩关节为轴前后各绕 12 次，这种做法对防治肩周炎等病有比较好的疗效。肩关节在人体中也属于比较大的大关节，绕肩的作用同绕膝盖的功能其实都是一样的，都是为了让这个部位的关节变得更加灵活，让气血更加畅通。

第六步：绕颈。将双脚开立，达到与肩同宽的程度，然后双手叉腰四指朝前，眼微闭，头部前低、左低、后仰、右低，这套动作做 12 次，然后绕环，正反各做 12 次。如果有头晕的感觉，就可以把眼睛睁开。

脖子是人体中的一个交通枢纽，我们吃进去的饭消化以后转换成的能量和营养，通过脖子才能输送到头面部。我们的脑子能思考问题、眼睛能看风景、耳朵能听声音，这一切都靠的是这些精华。因此，我们多转转自己的脖子，把这个交通枢纽打扫干净，对于人全身而言是相当有好处的，这能让能量和营养输送到全身各处。

第七步：十指指肚互相扣 12 次。伸开双手，掌心相对，同时每根手指也相对连续扣打 12 次。在人体中，手指肚属于身体的末梢，它就像小树枝一样，气面通常比较难到达，而这步操可以把通过手指的六条经脉全部疏通，还能对人的头部进行刺激。

第八步：双手的掌根互相扣 12 次。这个动作长期坚持下去可以滋养双手，同时也能调理生殖系统和泌尿系统，让你成为自己身体健康的主宰者。

第九步：双手尺侧（尺侧就是小拇指那端）互相相扣 12 次。这样做可以调理肩关节和膝关节。

第十步：双手的桡侧（桡侧就是大拇指那端）互相扣12次。这样对背椎起了调理作用。

第十一步：手背互相扣12次，对腰和背具有良好的作用。

第十二步：拍掌100下，直到手感到有点疼为止，在这过程中，要注意拍掌的力度不要太轻。手掌也属于脏腑的反射区，所以拍掌也会对内脏的调理有益处。

第四章 腿足养生的几种常用方法

腿脚按摩，疏通经络、调节阴阳

古人云："竹从叶上枯，人从脚上老，天天千步走，药铺不用找。"由此可见，人要想健康长寿，就应该多动脚、动腿，要多活动，这样才能让腿脚的经络保持畅通。

一、步行是法宝

在众多的锻炼方法中，步行是最简单、最有效、最柔和的方法之一。步行锻炼对于放松精神、减少焦虑有不错的效果，同时，步行也能提高身体的免疫力。步行锻炼可以让人的心血管系统充满活力，爱步行锻炼的人，他们的肺活量通常就比少动者的大。步行有益于预防或减轻肥胖，还能促进新陈代谢，增强食欲，有利睡眠。另外，步行也对防治关节炎有一定的疗效。

二、天天按摩脚

古医书认为，摩热脚心能健步。在中医经络学上，脚心是肾经涌泉穴的部位，而手心则是心包经劳宫穴的部位，经常用手掌摩擦脚心，具有健肾、理气、益智的功效。

按摩方法：每当热水洗脚后，就可以用左手握住左脚趾，然后用右手心搓左脚心，这样来回搓 100 次，再换右脚继续搓。

三、一些比较实用的下肢操

首先，我们看看下肢操的准备姿势：身体直立，两脚分开，比肩稍宽，两手叉腰，两眼平视正前方。

动作：

1. 旋脚运动

右脚向前抬起，脚尖由里向外（顺时针）旋转 16 圈，然后再由外向里（逆时针）旋转 16 圈，接下来再换脚做同样动作即可。

2. 转膝运动

上体前屈，两手扶膝，两膝弯曲，两膝同时按顺时针方向旋转 16 次，然后再按逆时针方向同时旋转 16 次；两膝分别同时由外向里转 16 次，最后分别由里向外转 16 次。

3. 踢蹬运动

两脚交替向前踢脚各 16 次，踢的时候要注意脚趾下抠；两脚交替向前蹬脚各 16 次，蹬的时候也需要注意脚跟突出。

4. 踢腿运动

两腿交替向前高踢腿各 16 次然后两腿后踢，后脚跟踢至臀部，各踢 16 次。

5. 下蹲运动

两脚跟离地，松腰屈膝下蹲，蹲时上下颤动 8 次，然后慢慢起立，让自己的脚跟先着地。就像这样，连续反复做 5 次。

6. 压腿运动

右腿弯曲为骑马式，每只手扶着同侧的膝盖，虎口向下，上体向右前方俯身，臀部向左摆出，眼看左足尖，左手用力按压左膝盖4次，接着臀部向右摆出，同时眼看右足尖，右手用力按压右膝4次。按照这种做法，左右交替各做4次即可。

7. 跳跃运动

原地上下跳跃，连续跳动16次。跳跃的过程中，上肢可随之上下摆动即可。

手法刺激反射区，腿脚按摩效果佳

通过手法的刺激，让被刺激的部位出现得气感，我国古代医书中说，"按之则热气至，热气至则痛止矣"。由此可见，手法刺激对人体的重要性。另外，临床实践显示，对于人体健康而言，得气感的有无及强弱是判断手法的刺激量和疗效的前提，他对治疗效果的好坏产生直接影响。什么"得气"？其实，它是指用手刺激压痛点、腧穴或阳性反应物后，通过一定的手法力的技巧及变化，让治疗部位产生的经气感应。得气感的产生和经气的运行有关，如果经气运行通畅，那么得气感就比较强。手法对经穴直接产生作用，通过激发经气的运行，可以让经络疏通。

但是，得气感并不是有明显的痛感，这是因为我们在正常位置做按压刺激的时候也能感到比较明显的痛感，但这种痛感和手法刺激压痛点时所出现的得气感是不同的。当痛感出现的时候，患者很不舒服，就不想再被刺激。于是这就属于无效刺激、非良性刺激。可是得气感给患者的感觉却是完全不一样的，虽然也有一丝丝痛感，但感觉比较舒服，患者愿意再次被刺激。这就是有效的刺激、良性的刺激。

是否得气，其实是有多种感应的，通常情况下，这可从患者和医者这两个方面做出判断。在得气的时候，患者会有酸、胀、麻、沉，或热的感觉，同时还会有舒适感。同时，医者的手下会有厚实或沉稳或指下有物的感觉。如未得气，那么，医者就感到手下虚无，感到找不到阳性反应物。而患者自己也不会有感觉。《标幽赋》说："气之至也，如鱼吞钩饵之沉浮；气未至也，如闲处幽堂之深邃。"

在通常情况下，做推拿的时候，患者得气迅速而明显的，这样的治疗效果就比较好；如无得气，那么治疗则可能无效。所以我们在平时的推拿治疗过程中，如果得气较慢，甚至不得气，每当我们遇到这种情况就要分析其中的原因。比如是因为穴位定位不准确的原因还是操作手法的方向、角度上有偏差。然后就重新找准穴位，调整手法的部位、角度和深度，当再次加力的时候，就会产生得气的感觉；如果病情较久，正气虚弱造成经气不足，或因其他病理因素致局部感觉迟钝者，就能采取两侧对比，取得正确位置然后再加力的方法，这样可以加快得气。

在做推拿治疗的时候，一定要明确患者的病种、症情及其体质，以便掌握好推拿的时间，通常情况下，对单一反射区的推拿时间3～5分钟即可，但对肾、输尿管、膀胱这类反射区的推拿必须达到5分钟，这样可以加强泌尿系统的功能，促使体内的有毒物质排出体外。总体推拿的时间应保持在30～45分钟，对于重病患者，可减为10～20分钟，推拿时间不能过长也不能过短，否则对于患者的健康都是不利的。

对于重症、急症病人，每日可进行一次推拿，对于慢性病患者或康复期间的患者，我们可隔日做1次推拿或每周做2次，通常情况下，以7～10

次为1个疗程。一个疗程结束后，可以休息几日，然后再进行第2疗程的治疗，直至康复。

人的足底是重要的内脏器官反射区，足背及其内外侧都分布着躯体外周器官的反射区。人的头部器官的神经传导到足底，如果头部器官在中线右边，那么它的足部反射区就在左足，推拿就应该进行左足；而在中线左边的，它的足部反射区就在右足。比如，如果患者的右眼有病，那么，它的反射区在左足，做推拿就应该在左足上进行。同样的道理，如果它的左眼有病，我们就应该推拿它的右足。在中医上，针灸理论中提到"病在左取之右，病在右取之左"，我们刚才介绍的取穴法和该理论完全一致。

关于延髓以下的躯干和四肢器官、组织，它们的神经传导通常都呈垂直走向，因此，当我们身体左边有病时，就应该推拿左足，右边身体有病就推拿右足。

在通常情况下，足部反射区推拿保健法安全有效，可是，任何事物都具有两面性，如果对疾病的规律认识不足，会造成对手法的适应证、禁忌证掌握不恰当，或操作不当，从而造成减弱应有的疗效。有时还可能出现一些不应有的意外情况，轻者可能导致患者出现不适，重者就危及患者健康了，所以我们要积极预防。如果发生这些情况就应及时处理。在推拿治疗过程中，我们还应该注意的是：细心观察患者的反应，同时要积极与患者亲切交谈，这样可以让患者的情绪更加稳定，心情舒畅，信心很足，于是也容易取得良好的治疗效果，反之，治疗效果就可能受到影响。同时也能防止意外发生。

一、眩晕

1.其临床表现：在推拿的过程中，病人产生急性微循环功能障碍，造成组织器官血液灌流不足，从而产生组织代谢障碍和细胞损伤，让患者产生头晕、恶心、面色苍白等症状，同时伴有四肢发凉、出冷汗、脉搏细弱而快、血压下降、呼吸急促、甚至出现惊厥和昏倒等症状。

2. 发生原因分析：

（1）患者自身因素。如果患者本人有过度紧张、体质虚弱、过度疲劳、空腹、过饱或醉酒等情况，就容易发生眩晕。

（2）手法刺激太重或操作时间太长造成患者休克。推拿的手法是非常重要的，手法用力过度，患者受不了，再加上患者自身因素的存在，就更易发生晕厥。

3. 如何解决：先观察患者的表情是不是有异常，要明确他对疼痛是否可以忍受，是否有出汗及虚脱、休克等症状。当患者休克时，一定要立刻停止推拿，让病人平躺在空气流通比较好的地方，将病人的头放低，脚垫高，并给病人喝些茶或开水。通常情况下，病人经过休息后就能减轻或解除症状。一旦病人晕厥严重，那么就可以采取针刺或按压水沟、合谷、内关的方法，同时拿肩井，掐十宣，按足三里，从而让他苏醒。还应观察患者的血压、心率的变化。一定不要慌张，这样反而会让患者的紧张情绪加重。

4. 预防措施：在进行推拿前，我们应注意消除对患者不利的因素。比如，如果病人神情紧张时，我们就应该为其做好思想工作，消除他的恐惧感；如果他的体质虚弱、首次进行推拿治疗时手法不宜过重，时间也不要太长，当病人逐渐适应后，再逐渐加重刺激量；同时，还应该注意诊室内空气流通、温度适中、环境安静；对于刚刚进行过剧烈运动或过度劳累的病员，不能进行重手法治疗。如果要使用重手法刺激，一定要掌握好力度，要考虑患者的忍受力；在操作的过程中，医者一定要注意力集中，认真操作，仔细观察病人的反应，并随时询问病人的感受。如果出现眩晕一定要及时处理。

选择得当的按摩手法和力度

通常，按摩力度的大小和疗效有很大的关系，如果力度太小，必然达不到对病症部位的有效刺激，当然也就无法达到预期的效果，无法引起适当的反应；如果力度太大，就会让患者有强烈的疼痛和肌肉的损伤，同时还有可能引起自抑作用或神经麻木。

通常情况下，指压按摩的平均力度是3～5千克，因此我们在给患者按摩的时候，一定要根据个人的承受力，在他最大的承受限度内，取得最好的按摩效果，力度由轻到重，要放慢动作，有规律地尝试，让患者有安全感和舒适感。

我们要注意的是，患者的："疼痛与疗效不成正比"，这一点我们一定要特别清楚，按摩绝对不是越痛越有效。要让患者在舒适的痛感中取得疗效，这才是最成功的按摩力道，如果患者说自己实在忍受不了，或出现冒大汗、头晕现象时，按摩者一定要立即减轻力道，采用舒缓手法，但此时并不需要停止按摩。当然如果按摩者要求患者强忍着疼痛，于是患者的交感神经就处于过度兴奋状态，那么他的神经长时间绷紧就会引起他的情绪烦躁不安，在这种情况下效果反而不理想。

因此，在按摩中使用重手法的时候，一定要特别谨慎，做到慢而稳。

否则，病人就会痛得受不了，进行出现一系列连锁反应：冒冷汗、心情烦躁甚至出现痉挛现象。对于按摩者而言，他应该体会"气顺"、"气通"的感觉。如果发现患者脚上有阳性反应物的时候，就应该用渐进的方式对患者的脚部慢慢增压。此时，按摩者可以把大而硬的反应物想象成冰块，要慢慢地把它融化消除。其实，在按摩的时候，可以用一只手压着阳性反应物，而让另一只手去做其他的反应区。两只手合理分工，需要注意的是，一定不能一发现阳性反应物就像发现了宝藏一样，想立即把它挖出来。如果这样做，就可能引起患部内出血，出现难以忍受的疼痛甚至造成骨膜或肌肉组织发炎。如果在此时还安慰患者：要忍住疼痛，多做几次就好了。其实这种做法是极其错误的。在经过一段时间后，患者的这个部位就可能因你的力度太大造成发炎化脓。对于我们而言，这种弄巧成拙的手法是忌讳的。

在按摩过程中所用的力度大小，一定不能凭着自己理所当然的想法，而应该在病人所能容忍的范围之内，切记一定不能只用重手法，一定不能将重手法公式化，觉得在某种情况下一定要用重手法。这种观点是极其错误的。这是一种感觉、一项功夫，其实就像中医给我们开处方一样，什么处方对什么病症有效，医生都很清楚。但一个经验丰富而头脑灵活的医师通常会根据个人的不同体质和病症情况，对具体某种的剂量会做一些简单的调整，哪个多一点，哪个少一点。只要处方的增减适合个人的体质，那么就能取得比较好的效果；所以说，处方并不是一成不变的，这便是医术高明的医生和庸医的区别。而"足健法"就是根据个人的需要来进行按摩的，并不是依体重施力，或是哪种病需用多少力量来完成。准确了解病人的能承受力，如何让病理反应物更快消除，这是我们所要学的。

"足健法"一个最大的好处是不用吃药，所以患者也没有必要花太多精力去研究药理，也就不必熟记药性、处方等繁杂艰深的功课。但是，既然不靠药物来调整体质的虚实，那就一定要在按摩手法上有所讲究。一般弱刺激能让人的神经兴奋、同时也能增进人体的生理机能，这属于补法，而强刺激则抑制、减缓人体某部分的生理机能，属于泻法。

腿脚按摩需要注意什么

人的小腿肚也是一个很好的按摩重要区域。通常情况下，如果用手把小腿肚包围后，小腿肚会慢慢温暖起来，同时很有弹性，轻轻捏一下会感到肌肉柔软。这就说明此人的皮肤有张力，用手指指腹按下不会有痛感，松开手指后，小腿的肌肉马上就能恢复原位。这就说明他的小腿是健康的。相比之下，不健康的小腿肚，摸上没有手的温度高，用手捂一阵子就会发烫，同时也没什么弹性，而且会有点硬硬的感觉，甚至有时候会有肿胀的感觉，只要用手指按下去就会有痛感，松开后会有按下的痕迹。对于我们而言，按摩小腿肚是美腿的好方法。

一、注意事项：

1. 要汇聚在小腿部位的血液向上回流到心脏，我们就一定要按照从跟腱到膝窝的方向进行按摩。

2. 当用手指指腹进行按压的时候，还应该同时进行腹式呼吸，注意，按下时要呼气，松开时要吸气，而且节奏一定要比较缓慢，不能着急。

3. 如果一个的小腿肌肉比较僵硬，那么在按压的时候就可能会有疼感，所以按压力度一定要掌握好，不需要过度用力，只要能达到刺激肌肉的效果就可以了。

4. 只要有时间的话，都可以按摩。如果患者实在很忙，每天可以在洗澡后进行按摩，让身体在充分升温的情况下做按摩的效果比较好。

5. 这种按摩会令你的排汗与排尿更顺畅，从而顺利排出体内的毒素和废物，当然，为了不让你的身体处于缺水状态，你应该在按摩前后多喝温水。

二、按摩疗程

1. 浴足，尤其是用生姜或辣椒煎水来洗脚，这样能让人体呼吸道黏膜的毛细血管网得到迅速扩张，这样就加快了血液循环，让呼吸道黏膜内血液中的白细胞及时消灭了侵袭人体的细菌和病毒，让人体免受感染。

2. 摩脚，用双手将脚搓热，轻轻揉搓相关部位或穴位，可进行全脚的按摩，也可进行局部按摩，多按摩涌泉穴（足心）或太冲穴（一、二足趾关节后）或太溪穴（内踝高点与跟腱之间凹陷处），按摩这些穴位对高血压、头昏、面色晦暗、失眠、厌食、疲劳、便秘等病症具有防治作用。

3. 高抬脚 2～3 次，抬起的幅度和心脏相平或高于心脏，在这种状态下，脚、腿部的血液循环就比较旺盛，下肢血液流回肺和心脏的速度也会加快，人体内部的血液循环充分，于是大脑也容易得到充足而新鲜的血液和氧，这对人体脚部穴位、反射区也是比较好的刺激。

4. 搓揉腿肚，可以采用边转动边搓揉的方法，每侧只要揉动 20 次左右即可，然后用同样的方法去揉动另一条腿。这种方法可以增强腿的力量。

5. 扳足，先将两腿伸直，然后低头，身体向前弯曲，再用两手扳足趾和足踝关节，各扳 20～30 次，这样可以锻炼脚力，从而防止腿足软弱无力。

6.扭膝,先屈膝微向下蹲,然后将双手放在膝盖上,接下来,膝部前后左右进行转动,先向左转,再向右转,每个方向转20次左右。这种方法对于治疗下肢乏力、膝关节疼痛有比较好的疗效。

7.甩腿,可以先向前甩动小腿,让脚尖向上跷起,再向后甩动,让脚尖用力向后,注意要将脚面绷直,腿也要尽量伸直。在甩腿的时候,应该保持上身正直,两腿交换各甩数十次即可。这种方法能预防半身不遂、下肢萎缩无力和腿麻、小腿抽筋等病症。

腿脚按摩的常用手法

通常,足部按摩的方法主要有两种:自我按摩和被动按摩。

一、自我按摩

自我按摩属于自我保健的一种方法,患者只要用自己的手指或按摩棒、踏板对足部进行按摩即可,从而达到防治疾病的目的。下面我们具体学习一下这三种自我按摩的不同方式:

1.手指按摩:患者利用自己的手指对足部进行按摩。我们需要根据治疗所需刺激的部位和刺激强度,分别选用指尖、指腹和指关节来进行按摩。通常情况下,通过指腹按摩产生的刺激量较弱,便于人体接受,因此足部的绝大多数部位都可以使用。指关节按摩的刺激量比较强,而且也能较快地取得效果，但如果手法过硬，部位不当的话，就容易损伤筋骨。所以，该方法适用于肌肉丰厚且表皮较厚的部位，比如，足跟、足掌部等。而指尖按摩产生的刺激量介于前二者之间，软硬也比较适宜，所以这种按摩方法在足部的适用范围也比较广，特别是筋骨间的按摩，足背部骨间的按摩用此法较好。但利用此法按摩时一定要注意修剪指甲，防止免损伤表皮。

2. 按摩棒按摩：这种方法就是用按摩棒替代手指进行足部按摩的。按摩棒是用塑料、木头、牛角、电木或胶木等材料制成的。对于年老体弱的患者而言，这种方法非常实用，而且没有痛苦。

3. 踏板按摩：这种方法是指利用自身的重量，脚踏按摩板，从而刺激足部的反射区和穴位，达到防治疾病目的的一种方法。脚踏按摩板是用塑料压模制成的，板上会有16个异状的圆形突起，我们可以根据治疗的要求，踩压某一或某几个突起。具体使用方法：用脚踩踏踏板上突起，通过自由踩踏，使脚部的肌肉和血管舒展开来，从而让脚部感到舒适。

使用踏板时我们应该注意以下几点：

1. 在饭后1个小时内不能使用。

2. 使用后半小时内可以饮用温开水约300～500毫升（对于严重肾病患者而言，饮水不得超过150毫升）。

3. 同一部位不可重压连续15分钟以上（急症除外）。

4. 要防止压迫骨头。

5. 对于患有严重心脏、糖尿病、肾脏病的人而言，他们每次的踩踏时间不能超过10分钟，使用踏板之后，要及时喝水并注意休息。

6. 对于心脏病、高血压患者而言，他们需要在医生的指导下进行治疗，同时还应该坚持服用适量的药物。

7. 治疗期间，有的病人的病情可能会更加重（尤其是关节炎或风湿性疾病患者），这是正常现象，不必担心。

8.按摩所定的反射区，一定要找准位置并长期坚持，特别是慢性病。比如，耳鸣、耳聋耳鸣是指感觉耳内有声响，就像蝉声或潮水声，时而大时而小。耳聋则是指不同程度的听觉减退，如果症状轻者则称为重听，重者甚至听觉就已完全消失。造成这种情况的原因是：肾精亏虚、脾气虚弱、情志失调、饮食所伤等多种因素。

二、常用的按摩手法

1.足底部反射区：可以用拇指指端点法、食指指间关节点法、双指关节刮法、拇指关节刮法、拇指推法、拳刮法、拍法、食指关节刮法、擦法、拳面叩击法等。

2.足内侧反射区：可以用拇指推法、叩击法、食指外侧缘刮法等。

3.足外侧反射区：拇指推法、食指外侧缘刮法、叩击法等。

4.足背部反射区：食指指间关节点法、拇指指端点法、食指推法等。

三、按摩部位

1.足底部反射区：头部（大脑）、小脑及脑干、脑垂体、额窦、三叉神经、肝、耳、肾、肾上腺、胆囊、脾、膀胱、输尿管、盲肠（阑尾）、胃、胰、十二指肠、升结肠、横结肠、回盲瓣、乙状结肠、降结肠及小肠、肛门、直肠、生殖腺。

2.足内侧反射区：腰椎、颈椎、胸椎、骶骨、尿道及阴道、前列腺或子宫。

3.足外侧反射区：生殖腺。

4.足背部反射区：内耳迷路、胸部淋巴结（胸腺）、上下颌。

腿脚按摩也应该注意选择合适的人群

对于 40 岁以上的人群而言，最好不要进行颈部的强力按摩，因为这类人群属于中老年人，大多数人有骨质疏的症状，如果颈部按摩不当就有可能加重病情，严重者甚至有可能导致瘫痪。

对于当前的很多年轻的上班族而言，他们每天都要长时间面对电脑，所以他们的颈椎出问题的风险也就大大增加。因此，这个时候，很多人都想去一些按摩机构为自己僵直的脖子和酸疼的腰来个彻底的放松。但是，如果脊椎按摩的人不是专业人士，就很有可能让你的脊椎关节错位加重，甚至产生更严重的后果。

事实上，依靠按摩，往往只能起到缓解颈椎疼痛的作用，而难以达到根治的效果。特别是对于一些中老年朋友而言，如果你觉得颈部不舒服，就一定不要进行盲目的按摩，而应该先去正规的医院做系统临床和影像学的检查，这样才能更清楚地了解病情，也方便医生对症下药。

颈椎病是颈椎间盘因多种原因产生了改变，从而刺激或压迫邻近的组织，并引发人们身体发生一系列症状的综合征。颈椎病的发病机制都比较复杂，而且症状繁多，根据医学实践，人们将颈椎病分为软组织型、神经根型、椎动脉型、交感型、脊髓型这五种。一般情况下，不同的类型也会采用不同的治疗方法。在现在的颈椎病的诊治上，还存在五大误区：

一、不恰当的反复牵引。对于颈椎病患者而言，颈部牵引在目前而言，是一个比较有效的方法，但如果进行反复牵引，就可能导致颈椎附着的韧带松弛，从而就会加快退行性病变，这样也就降低了颈椎的稳定性。

二、反复盲目按摩、复位。颈椎病因为发病机理比较复杂，所以在做按摩复位治疗之前一定要排除椎管狭窄、严重的椎间盘突出、颈椎不稳定等症状，切记，脊髓型颈椎病绝对禁止重力按摩和复位，否则就很容易加重症状，还有可能导致瘫痪。

三、在治疗过程中不注意颈椎生理弯曲的恢复。如果进行盲目牵引，就会让颈部的肌肉韧带处于非生理状态，长此以往，会造成慢性损害。因此，我们在治疗的过程中就应加强注意颈椎生理弯曲的恢复和保持。在这里，笔者建议患者采用药枕、药袋进行综合治疗，这种方法可以让绝大部分的生理弯曲恢复并让各种不适的症状消失。

四、单方面夸大手术或非手术治疗方法的效果。这一点其实很简单，不要盲目轻信一些机构的夸大其词，感觉不适就及时去医院检查治疗。

五、对于颈椎病的预防掉以轻心。如果长期固定一个姿势，这就容易造成颈部软组织劳损，时间长了就会发展为颈椎病。

因此，对于40岁以上的人或者有下列症状的人，在按摩颈部的时候一定要谨慎，稍有不当就可能加重病情，甚至导致瘫痪。

一、骨质疏松造成的颈椎疼。

二、因为肿瘤、炎症、颈椎滑脱等造成的颈椎疼痛。

三、椎管狭窄、椎体不稳、骨质增生等退变造成的颈椎疼痛。

事实上，不是所有的颈椎不适都不能按。对于肌肉疲劳而造成的颈部疼痛，我们完全可以通过做一些按摩进行保健。但一定要注意选择正规的按摩地点，在现实生活中，很多按摩院、美容院等场所的按摩人员都没有经过专业培训，所以他们所采用的按摩方法并不一定适用。比如，用踩背等方式治疗颈椎疼痛，这种做法是非常危险的。所以，还是要到正规的医院去找按摩的医生。因为他们都是具备医学专科以上的学历并经考试获执业医师资格者，是专业人士。因此，我们最好应该去专业的医疗康复机构，选择那些有专业证书和专业知识的医务人员，这样才放心。

拔罐疗法及适宜人群

一、适合拔罐的人群

拔罐疗法是一个重要的中医疗法，他的适应范围十分广泛，通常，只要是针灸、按摩疗法适宜的疾病都能通过拔罐的方法进行治疗。

比如，下列诸多疾病都可以进行拔罐治疗，并且见效也比较快。

1. 内科疾病：胃脘痛、咳嗽、感冒、眩晕、哮喘、腹痛、暑湿、风湿等。

2. 外科疾病：有头疽、疖病、丹毒、红丝疔、乳痈等。

3. 骨科疾病：腰椎间盘突出、颈椎病、落枕、腰椎管狭窄、肩关节周围炎、腰肌劳损、肱骨外上髁炎、急性腰扭伤、肋软骨炎、股外侧皮神经炎、颈肩纤维织炎、坐骨神经痛、类风湿性骨关节炎、肋间神经痛等。

4. 妇科疾病：经行先后无定期、经行后期、经行先期、月经过少、经闭、痛经、月经过多等。

二、不适宜拔罐的人群

当然，拔罐并不适合所有人。在实际中，为了避免不必要的医疗事故，或者延误患者的治疗，应该对下列病症的患者禁用或慎用拔罐疗法：

1. 抽搐、痉挛和高热发作者不要拔罐。

2. 对于有出血倾向的病人也应该谨慎使用，不要刺络拔罐，这样容易引发大出血。

3. 对于患有严重肺气肿的病人，他们的背部及胸部通常不宜负压吸拔。心力衰竭患者和体质虚弱的人，都不宜采用拔罐治疗的方式。

4. 如果身体某个部位发生了骨折，在还没有完全愈合前是不能拔罐的，这样可以避免影响骨折对位及愈合。另外，急性关节扭伤的人，比如，在韧带发生断裂的情况下，不能拔罐。

5. 皮肤的一些部位有溃疡、破裂，也不宜采用拔罐的治疗方式。另外，当疮疡部位的脓还处在未成熟的红、肿、热、痛期，也不宜在病灶区域拔罐。对于面部疖肿的患者而言，不能拔罐，否则容易造成严重后果。如果身体上有的部位产生原因不明的肿块，这也不能随便拔罐。

6. 孕妇的腰骶和腹部不适合拔罐。

7. 对于恶性肿瘤患者而言，他们的体质和病情不适合拔罐。

8. 吃得过饱或者处于空腹状态、醉酒状态及过度疲劳者都不适合拔罐。

以上这些禁忌，是我们在日常生活中应该特别注意的。切不可大意。

三、几种常规拔罐疗法

1. 留罐法。此方法也叫坐罐法，它是指罐吸拔在应拔部位后，留置一段时间的拔罐法。通常情况下，需要留置的时间 5～10 分钟，这是拔罐治疗方法中最常用的一种。

2 单罐法。

3. 多罐法（神经节段拔罐法）。多罐法顾名思义，多罐并用。这种疗法一般用于那些病变范围比较广泛、病变处肌肉较丰满的疾病，同时对于敏感反应点较多的人也适用，在具体操作中，可根据病变部位的解剖形态等情况，吸拔几个甚至10多个。

4. 针罐法。

5. 闪罐法。

6. 走罐法。此方法又称推罐法、行罐法或旋罐法。在操作之前，应该先在罐口或吸拔部位涂上一层薄薄的润滑油。

四、拔罐时体位的选择

这一步需要掌握这样的原则：让需要治疗的部位尽可能充分暴露；能让患者比较舒适、持久，同时也应该让实施拔罐的人方便操作。

五、拔罐疗法的选穴原则

1. 就近拔罐

也就是说，我们在拔罐的时候，应该在病痛处进行。人体中的病痛之所以出现，就是因为身体局部地方经络功能出现了失调，造成了经气不通。而我们在病痛处拔罐，就能让经络功能得到调整，让经气通畅。只要经气畅通，那么就可以达到治疗疾病的目的。

2. 远端拔罐

也就是说，在远端病痛处进行拔罐操作。远端部位的选择是以什么作为依据呢？答案是经络循环。我们通过刺激经过病变部位经络的远端或疼痛所属内脏的经络的远端，能达到调整经气，治疗疾病的目的。例如，胃腹疼痛拔足三里、牙痛拔合谷、颈椎疼痛拔足三里等。

3. 特殊部位拔罐

对于人体的某些穴位，采用拔罐往往能起到很好的作用。因此，我们就应该根据病变特点来选择拔吸部位。如：大椎、曲池、外关等穴位具有退热作用。如果要治疗发热，就可以在上述的几个部位处拔罐。内关穴对心脏具有双向调节的作用，如果心跳过缓或者过急，都可以选择此穴拔罐。

4. 中间结合，强调脊椎

（1）颈椎部，这里所涉及的部位主要有：治疗头部、颈部、肩部、上肢及手部的病变和功能异常。比如，头痛、头晕、落枕、颈椎病、手臂肘腕疼痛、肩周炎等病症都可以用拔罐治疗法。

（2）腰椎部，主要治疗膀胱、肾、生殖系统、腰部、臀部及下肢各部位的病变。比如，腰椎增生、椎间盘带脱出、坐骨神经痛、瘫痪、疼痛、下肢麻痹等病。

六、拔罐的操作步骤

拔罐前的各项准备：

弄清患者的病情，判断患者是否适合拔罐，有无禁忌。根据患者的病情，做出拔罐的实施方案。

七、操作过程中的注意事项

1. 拔罐时，应该让室温保持在20℃以上。最好在避风向阳处。

2. 患者应该以俯卧位为主，让需要拔罐的部位露在外面。

3. 拔罐时，如果吸附力比较大时，可按挤一侧罐口边缘的皮肤，让空气进入罐中。对于初次拔罐者或年老体弱的患者而言，最好用中、小号罐具。

4. 拔罐的顺序应该从上到下，罐的型号则和拔罐顺序相反，应上小下大。

5. 对于病情轻的患者或有感觉障碍（比如下肢麻木者）的人，要减少拔罐时间。对于那些病情重、病程长、病灶深的患者及疼痛较剧者，就应该适当加长拔罐时间，吸附力也可以稍微大点。

6. 针刺或刺血拔罐时，如果用火力排气，就一定要在消毒部位的酒精完全挥发后再实施拔罐。否则就容易将该部位的皮肤烧伤。

7. 在拔罐过程中，如果因为时间比较长或吸力比较大而出现水泡时，可以通过涂甲紫，覆盖纱布固定。一旦水泡较大，就可用注射器抽出泡内的液体，再用依沙吖啶纱布外敷固定。

8. 拔罐后的颜色鉴别，在拔罐的过程中，皮肤因处在真空负压的作用下，所以皮肤都会有一定程度的隆起和充血、瘀血。要是皮肤充血、瘀血的颜色较鲜红，同时皮肤隆起程度不明显的，表明此人具有实证、热证；倘若皮肤充血、瘀血的颜色较暗红发紫，同时皮肤隆起的程度较大，表明此人具有虚证、寒证。

对瘀血性质的辨别，通常都是根据出血块的色泽和水分的多少来辨别。比如，出血的颜色鲜红、不易结块，表示此人的病情较轻；如果出血的颜色黑紫，块大黏腻，就说明此人体内淤阻较重。如果水分多就表明湿重，如果黄水则为湿热，若为清水则为寒湿。

八、拔罐的功效

疏通经络、协助诊断、平衡阴阳、调和脏腑、祛除病邪、双向调节。

九、拔罐的预防保健作用

临床医学证明，拔罐对于增强人的免疫力有较好的作用。

以下是拔罐可以有效提高人体免疫力的穴位：

从人体下肢到上肢，依次为：

三阴交、足三里、合谷、肾俞、中脘、整个胸部、大椎穴。

十、为什么拔罐会产生疼痒感？

不管采取负压罐还是采用火罐，在治疗过程中都会产生疼痛或者发痒两种感觉。

一般而言，如果患有风湿病的人进行拔罐，那么罐口部位就常常有发痒的感觉。发痒的程度因病情的轻重和患病的快慢不同有关。有的患者同时患有风湿和火毒，因此在给这类人拔罐时，罐口部位往往是又痛又痒。一般是先疼后痒。因为火毒在上风湿在下，火毒的表现是疼，风湿处风寒的表现是痒。

通过拔罐对毛孔、皮肤、经络、穴位的吸拔作用，可以引导营卫之气始行输布，鼓动经脉气血，滋养脏腑组织器官、温煦皮毛，还能让虚衰的脏腑功能得到振奋，达到畅通经络，调整机体的阴阳平衡的目的，也就达到了健身祛病疗疾的目的。

腿疗之后的一些短暂异常反应

按摩对于不同的患者、不同类型的疾病而言，一般都会出现不同的反应。而且产生反应的时间也不是相同的，有的患者做一次腿疗就会出现反应，而有的则在一个疗程都快结束时才会出现反应。其实这种反应都是正常的，大家不要担心。它会在短时间内自行消失。

在实施腿疗的过程中，可能会出现下列反应：

一、头晕、头痛、心慌、胸闷、晕车、晕船等。如果自己在腿疗过程中出现这种情况，不要惊慌，因为这是心脏功能调节导致的，这同大脑、心脏的供血有密切关系。通常情况下，这种现象对于血虚或营养不良的患者而言比较普遍。另外，患有心脏、脑血管疾病的患者也可能出现。我们除了在临床上通过手法治疗之外，还应当给患者增加营养，让他的身体抵抗力得到提高。

二、手心出汗。这种出汗和发热及运动后手心出汗的情况是不一样的。这种汗通常都是冷汗，是不受人的控制而自主冒出来的，多在腿疗操作过程中出现。一般体质虚弱或四肢怕冷的患者容易出现这种现象。通过按摩，患者的机体阴阳调节就会逐渐趋于平衡，他体内的阳气也就开始逐渐向四肢散开，体内的阴邪会随汗而出，于是手心也就逐渐变暖。这表明患者的疾病在渐渐康复。

三、身体分泌物增加。比如，出汗增多；气管分泌物也增加了，比如妇女白带增多。其实这些都属于机体的自身调节，是人体内阴阳互相转化、制约的结果，是机体功能改善、代谢增强的表现。

四、异常气味增大。比如脚臭较之前加重，甚至臭味充满了整个屋子；或者小便出现了臊臭味；或者身体内分泌出了特殊的难闻气味。出现这类现象的原因是：患者体内代谢物长期积存、腐化后，按摩刺激加快了其排出，于是这些异常气味就产生了。

五、脚踝部出现肿胀。这是由于足部血液、组织液回流受阻而造成的。对于淋巴回流障碍的病人而言，要是发生了这种情况，就表明他的淋巴回流的功能正在逐渐恢复。而因为回流量比较大，导致淋巴管回流出现暂时性障碍。如果患者休息 1～5 天后，这些症状就会自动消失。但出现这种现象的原因，也不能排除手法用力过大而造成身体的局部损伤。所以，我们在初次按摩的时候，一定要慎重，力度小一点。

六、曲张的静脉肿得更明显。这表明，体内的静脉血回流增加，因为静脉管壁的弹性、韧性降低，造成回流的血液出现暂时性聚积。事实上，这是血液循环得到改善、静脉功能逐渐增强的表现。对于患者而言，不必担心，只有经过几天的休息症状就会自然消失。当然，这种症状的出现，也可能同水温过高、在实施按摩的过程中用力过大有关。

七、发热。其实，这是身体与病原抗争的结果。我们进行按摩，就会让自己的身体正气受到鼓舞，免疫力也就逐渐增强了，正盛邪退，这表明身体的一些功能正在逐渐恢复。

八、睡眠时间延长。这是身体自我调节的结果。

九、排尿量增加，小便颜色逐渐加深，甚至尿液中出现了一些絮状物质。对于严重的肾脏病患者而言，短时间内甚至出现黑色或红色尿液。事实上，遇到这种情况也不要害怕，它说明你的机体代谢正在增强，正在将体内的有毒物质排出体外。

第五章

足道治百病，常见疾病的腿脚疗法

足部按摩的作用

在人体中,足底是一个非常重要的穴位集中区,因为人体几乎所有的身体内脏和器官都在足底反射区。在人体的12条经络中,足底连接着其中最为重要的六条,比如,肝经、胆经、膀胱经、肾经、脾经、胃经,及故有"足底是反映全身的镜子"这样的说法。因为足底在人体的末端,因是人体中距离心脏最远的部位,所以容易出现供血不足的现象。而我们在平时反复刺激按摩足底则可促进血液流畅,同时也能加强人体心脏泵的作用。

在中医上,足部按摩是一种重要的、健康的物理疗法,在临床实践中已被无数案例证实是行之有效的方法之一。通常,足部按摩主要是依靠手法的力度和力的方向实施的治疗。因为所采用的手法不同,其产生的力度也会不同。所以我们通常可以将力度的大小,基本上分为:浅(皮毛)、略浅(经脉)、中(肌肉)、略深(经筋)、深(骨髓)这几种。在中医上,按摩治疗就是通过手的力量和技巧来调节人体的生理和病理变化而达到治疗目的。按摩的作用如下:

一、舒活经络、消肿止痛。不论人体处于急性或慢性的疾病,肿胀和疼痛往往是比较重要的症状。当人体受到损伤后,因为血离经脉,经络受阻,于是就造成了气血流通不畅,局部肿胀,结果就形成了恶性循环。"不通则痛"而产生疼痛。中医按摩通常可以促进局部血液和淋巴的循环，从而让人体局部的淤血得到了吸收，还能改善局部组织的代谢，理顺筋络，可以提高局部组织的痛阈，让气血通畅，起到舒筋活络，消肿止痛的作用。

二、整复错位、调正骨缝。在人体中，肌肉、肌腱和韧带经常会受到外界暴力的作用，这样就容易造成纤维撕裂或引起肌腱的滑脱，让受伤的筋脱离了它本来正常的位置，人体的关节在受到外界暴力的作用时也能产生微细的错缝，有时候还能引起关节内软骨板的损伤。而我们通过按摩可以让损伤的软组织纤维得到抚顺理直，这样就能将错缝的关节和软骨扳回正常位置。当人的关节的功能活动正常的时候，疼痛的症状就能得到缓解或消失。

三、解除痉挛、放松肌肉。在通常情况下，当人体受伤后所产生的疼痛，就能反射性地造成局部软组织产生痉挛，虽然这属于肢体对损伤的一种保护性反应，可是如果疏忽大意，没有得到及时治疗，或治疗的方法不妥当，就容易让痉挛的组织受到一定的刺激，这样往往会让痉挛的症状加重。痉挛时间长了，容易形成不同程度的粘连、纤维化或疤痕，这会让原有的损伤加重，容易形成恶性循环。对于患者而言这是非常不利的。而通过按摩，我们就可以解决痉挛、放松肌肉。这是因为按摩可以产生镇静的作用，同时也能直接作用于痉挛的软组织，让其得到一定程度的放松，打破恶性循环，让肢体恢复正常的功能。

四、松解粘连、滑利关节。如果患者的损伤是急性损伤或慢性的后期，此时，受到损伤的软组织就已经形成了不同程度的粘连、纤维化或疤痕化。而在通常情况下，关节部位置的骨折在后期也经常会出现这种病理变化，这样会造成肢体关节功能活动的障碍。按摩治疗不但能加强损伤组织部位的血液循环，让损伤部位的组织得到修复；还能通过被动运动手法，将关节僵硬的患者的病情得到一定程度的缓解。也就是，这样能让粘连在一起的关节得到松解，从而滑利关节。还能让局部软组织的营养供应得到一定程度的改善，促进新陈代谢，从而让变性的组织逐渐得到改善或恢复。

　　五、可以散寒除痹、调和气血。我国古代医书《素问·痹论》中有这样的记载："风寒湿三气杂至，合而为痹也。其风气盛者为行痹，寒气盛者为痛痹，湿气盛者为著痹也。……痹在于骨则重，在于脉则血凝而不流，在于筋则屈不伸，在于肉则不仁，在于皮则寒"。通常情况下，通过按摩，就能舒筋通络，利关节，和血脉而除痹痛。在临床上，对风寒湿所造成的腰痛和关节痛等症状，通常只要通过按摩并结合其他的治疗方法，很容易取得较好的效果。

治感冒发烧，用腿脚疗法

　　对于我们而言，感冒是非常常见的疾病。当气候变化的时候，人就容易感冒。一般情况下，冬季和春季是感冒发病比较严重的季节。在中医认为，感冒属于外感染风寒，因为内肌表的病毒侵入搭配心脏，这样才引发了病症。故而此时用按摩的方法进行驱寒的话，往往能取得最佳的治疗效果。

一、按摩部位

　　1. 足底的反射区：肾脏、肾上腺、肺、支气管、输尿管、膀胱等。

2. 足背部反射区：扁桃体、胸部淋巴结、鼻子。

二、常用的手法

1. 足底部反射区通常能用拇指指端点法、食指指关节点法或者是食指指关节刮法和拳刮法进行按摩。

2. 足背部反射区通常可以用拇指指端点法、食指指关节点法或者是分法等。

三、治疗方法

1. 搓手预防感冒。在医学上，手拇指的根部也被称为大鱼际，因为这个区域的肌肉非常丰富，当你将手伸平的时候，就会看到明显的突起。大鱼际和呼吸器官有非常紧密的联系，所以，我们应该坚持每日搓一搓，这样就能有效地预防感冒，而且对咽痛、打喷嚏等症状也可以取得明显的效果。

具体的方法其实也非常简单，只要将双手的大鱼际对搓，搓热即可。在搓的过程中，应该注意的是：先将一只手固定住，然后另一只手搓动即可，双手要上下交叉，只要搓动大约1～2分钟，掌心就会产生发热的感觉。这样不但促进了体内的血液循环，同时也能增强身体的新陈代谢，提高机体的免疫力，于是就不容易得感冒了。

2. 按摩"人中"和"风府"。预防感冒的按摩方法，除了上述所讲的之外，也可以按摩人中穴和风府穴。人中穴也被称之为水沟穴，它的位置是鼻唇沟上中二分之一的交界处，也属于人体救命的穴位。风府穴在枕骨末上隆凹陷处，这是风寒容易入侵的地方，所以也是治疗感冒的一个重要穴位。这两个穴位在人体中，都属于督脉的穴位，督脉主宰人体中的阳气。

在中医上，阳气就是人们身上的正气，有了它，人就能够抵御风寒。所以，在中医上有这样一种说法"正气存内，邪不可侵"。而我们按摩上述两个穴位的时候，就可以让自己的身体局部产生生物电，这样也就加速了血液的循环，同时也就增强了人体的抵抗能力。

具体的按摩方法如下：

用大拇指和食指在这两个穴位各捏几十下即可。需要注意的是，可以固定在一定的时间段进行按摩：每次睡觉之前和起床之前，另外，当每次从室内要走到室外之前，也可以进行按摩。

3.按摩太冲穴也能治疗感冒。对于感冒患者而言，初期通常会有流鼻涕或者咽喉痛的症状，同时还会感觉全身无力。此时，太冲穴就派上了用场，按摩太冲穴不但可以让感冒的症状逐渐得到缓解，甚至还可以让初期的感冒得到痊愈。

具体的按摩方法如下：

将双脚在温水中泡二十分钟左右，再用大拇指从涌泉穴向脚后跟推按，持续进行五分钟，再用大拇指从上而下按摩太冲穴，需要注意的是，双脚的太冲穴都应该进行按摩，通过这样的方法，就能让咽喉的疼痛感逐渐减轻，同时，其他的不适症状也能得到一定程度的减轻。

四、食疗方法

1.神仙粥

配料：糯米100克、食醋30毫升、大白葱7根、生姜15克。

制作方法：将糯米淘洗干净，然后在锅中加入适量的水，将糯米倒入并煮成粥，接下来将葱姜等食物捣烂，等到煮沸之后再煮五分钟，并加入适量的食醋，搅拌均匀即可起锅。

功效：治疗感冒风寒，善补虚劳。

用法：这个粥一定要趁热服下，服用后要立即卧床，盖上被子，促使身体发热出汗，连续服用三次，感冒就能痊愈了。

2. 姜糖饮

配料：生姜 6 片，红糖 15 克。

做法：先将生姜洗净切丝，将切好的姜丝倒入一个杯子中并用热水冲泡。盖上杯盖，当浸泡时间达到五分钟的时候，往杯中加入适量的红糖，糖不要放得太多，能保证姜的辛辣味即可。

功效：可以发汗解表，和中散寒。

用法：趁热将红糖姜水一次性服下，然后卧床盖上被子，促使身体发汗。

防治头痛，用腿脚疗法

通过足部按摩，还能有效的治疗头痛。通常情况下，人头痛的地区很广泛，有的人是整个头部，有的则是头部的前后左右，而有的则是侧面。而在现实生活中，头痛也是一种非常常见的病症，并且头疼的发作还有其他方面的原因。例如，外感风寒，湿气太重等。

一、按摩部位

1. 脑垂体、甲状腺、额窦、颈项、肝等足底反射区。

2. 胸椎、颈椎、腰椎等足内侧反射区。

3. 生殖腺等足外侧的反射区。

4. 上身淋巴结、上颌，下身淋巴结、下颌等足背部反射区。

二、常用的方法

1. 足底反射区通常用拇指端点法或者食指指关节点法、拳面叩击法等进行按摩。

2. 如果是足内反射区，就可以采用指外侧缘挂法或是拇指推法等进行按摩。

3. 对于足外反射区，则采用指外侧缘挂法或按法等。

4. 对于足背部反射区，则通常采用拇指指端点法。

三、具体做法

治疗头痛，可以的按摩方法有：压、揉、搓等，可以先通过刺激患者的足部基础反射区的穴位，然后再对其他症状的反射区进行按摩，最后再按摩和它相关联的反射区。按摩时间十五分钟即可，按摩的力度要在人能承受的范围之内。

对于头痛的患者而言，其实还可以进行足部的自我保健。具体方法是：坐下，然后将双腿曲起，并用单食指握拳或者用拇指按压乳突、额窦、上颌窦、双颈部，接下来用拇指和食指揉压足小趾，然后再用单食指握拳法点按腹部的神经、肾上腺、膀胱等反射区。最后再用大鱼际或是双足对搓涌泉穴。我们在平时一定要经常检查身体，如果反射区内出现了一些异常，那么就应该加紧治疗，反复按摩。

四、食疗方法

1. 葱白桂皮粥

配料：粳米 50 克，连须的葱白 10 根、桂皮 9 克。

制法：先将葱白洗干净切碎，同粳米一起煮粥，再将桂皮放入粥中煮 20 分钟即可。

功效：适用于头痛、恶风等病状。

用法与用量：每日两次，温服。

2. 竹笋粥

配料：粳米 100 克、熟冬笋 100 克、猪肉末 50 克、麻油 25 克。

制法：将熟冬笋切丝，锅中放麻油，烧热后将猪肉末放进锅中煸炒一阵，加入冬笋丝和葱、姜末，再放盐、味精等调味品，翻炒入味后起锅。将粳米放入水煮成粥，再将前面炒好的肉末倒进锅中，再煮片刻。

功效：清肺除热，同时也能利湿。

用法与用量：早晚各食用一次，在温热的时候食用。

足部按摩治疗慢性咽炎

中医学上认为，咽喉的肿痛和肺部及胃部积热有密切的关系，也和虚火上延、外感风邪、体质虚弱等因素有一定的关系。此外，感冒、咽喉部炎症能够造成咽喉肿痛，在发生本病的时候往往还会产生畏寒，发热等症状。

一、按摩部位

1. 足底部反射区：头部、小脑及脑干、脑垂体、胆囊、肝、肾等。
2. 足背部反射区：胸、胸部淋巴结、肋骨、喉与气管、膈等。

二、常用手法

足底反射区通常可以使用拇指指端点法、食指指间关节点法等。

足背部反射区可以用拇指指端点法或食指指间关节点法进行按摩。

三、治疗方案

1. 先将两拇指放在两个喉结的边上，再向下推揉直至锁骨的上面，推揉一分钟即可。

2. 用拇指端点压对侧合谷穴，交替性点压一分钟左右即可。

3. 用拇指和食指，中指揪拧大椎穴四周的皮肤。需要注意的是，应该按照上下左右的按顺序进行，做完上述程序之后，再用一只手掌在颈后横向揉搓20～30下即可。

4. 用一只手的拇指和中指点击对侧少商十下即可，然后换手，并按顺序再对另一侧进行敲击即可。

5. 先将双手握拳，然后伸出大拇指并用指腹轻轻按摩喉结庞斌五寸处的人迎穴，只要1分钟左右即可。再用两只大拇指由喉结向锁骨上窝推揉一分钟即可。

四、食疗方法

1. 罗汉果茶

配料：罗汉果10克～15克、绿茶1克。

制法：先将罗汉果切碎，和茶叶一起倒入杯中并用沸水冲泡，然后盖上杯盖焖五分钟即可饮用。

功效：清热润肺，止咳化痰。

用法与用量：一日三次。

2. 竹叶麦冬茶

原料：新鲜竹叶 15 片左右、麦冬 6 克、绿茶 1 克。

制法：将竹叶、麦冬洗干净并切片，然后同茶叶一起放入杯子中，并用沸水冲泡，盖上杯盖浸泡十分钟即可。

功效：清热养阴，生津止渴。

用法与用量：可以随意饮用。

常按足部，对于保护心脏有益

俗话说，在人体中，所有脏腑脚是由十二条经脉连接起来的，而这些经脉有一半都在脚上，人的脚上集中了 60 多个穴位。因此，做好足部按摩对我们而言，是一项重要的保健任务。

足反射学原理属于一种边缘科学，它主要是以中医经络学和生物全息反射学为主的。这个反射的过程通常都要在人体经络的配合下才能完成。人体中的经络循行线和各个穴位的关系非常密切。脚作为人体中穴位最多的一部分，如果你的内脏出现了问题，那么在大脑的皮脂层中就已经形成了一个兴奋灶，而由足部反射区传来的触压和痛觉冲动会形成一个新的兴奋灶，而这个兴奋灶是作用在脚部的，所以它的一次反应就能够体现人体内五脏的变化。

一、脚部保健按摩好处多

通过按摩脚部的穴位，能够激发人们的潜在能力，同时也能增强人体的抵抗力，故而可以治疗人体的各个疾病，特别对一些慢性疾病的效果很好。通过按摩脚穴的方式进行治病，这种方式不分表里、阴阳、虚实、寒热，不但能够治标，而且能够治本。通过对疾病的整体调理，能让很多疾病得到比较完全的治疗。

按摩脚穴对于身体的调节作用是很直接的。对于身体虚弱的人能够起到进补的作用，而对于营养过剩的人则可以排营养，同时也能让体寒的人保暖、体热的人散热，让积聚废物的人能够清肠胃。另外，按摩脚部穴位还能够活血散瘀、疏通经络、消肿止痛、通利关节、扶正祛邪、增强体质。如果坚持同时按摩三阴交、足三里、风池穴，可以达到固肾、养真、养精气、强身健体的目的。

二、按摩+足浴，健身又祛病

在中医上，足浴是一种广受推崇的方法。我们可以在每天晚上临睡觉前，用40℃左右的水加一勺盐，然后将自己的双脚在里面浸泡5分钟，再用双手的食指、中指、无名指交替按摩涌泉穴，二三十下即可。接下来再用双手的手指分别按摩双脚的脚趾，二三十下即可。当洗脚的时间延长时，按摩的时间也会随之延长，为了让水温保持在40℃左右，我们可以使用少量的烫水。按摩之后我们可以将双脚擦干，然后再用双手三指平行按摩同侧的三阴交、足三里和风池穴，各按20次即可。需要注意的是，在按摩的时候，应该遵循先轻后重、由外及内、由表及里的原则，用力要均匀、柔和。

足底反射区对于人体的五脏六腑有着重要的关系。中药足浴用的原理就是内病外治，通过足浴，让药物进入毛细血管，从而被输送到身体的五脏六腑，这样就能促进气血的运行，也能改善毛细血管的通畅，同时也对活动经络和改善身体的各项机能有利，还可以促进身体的新陈代谢。

另外，通过足底按摩也能促进血液循环，增强人体的免疫力，让紧张和忧虑的情绪得到缓解，同时还能提高睡眠质量，消除疲劳并恢复体力，这对于人体健康而言是非常重要的。

如果选择去外面做足疗，一定要选择比较正规的足疗店，很多时候，一些小店的足疗师可能无证上岗。最好在进行足疗前要求足疗师出示证件，这样做我们更放心。

糖尿病患者要注意足部护理及保健

糖尿病是一种代谢性的疾病，它是由遗传基因所决定的。因为患者体内的胰岛素的含量不足，从而引发了新陈代谢紊乱，于是导致血糖升高。在病症初期，一般不会有特别明显的症状，当到了中期，就会出现糖尿，同时身体开始迅速消瘦，一些严重的患者甚至可能发生酮症酸中毒。有时候还能引起身体的感染。糖尿病高发人群主要是中老年人。

对于糖尿病患者而言，脚部按摩是一种健康无害的治疗方法。具体操作需要注意的事项如下：

一、按摩部位

1. 脑垂体、心、甲状腺、胃、肾、肾上腺、膀胱、胰、肝、升结肠、降结肠、乙状结肠及直肠、横结肠、生殖腺等足底反射区。

2. 坐骨神经及糖尿病反射点等腿部反射区。

3. 全身的淋巴结等一系列的足背部反射区。

二、常用手法

1. 足底部反射区：可以采用拇指指端去点、食指指间点关节、食指刮关节等方法进行按摩。

2. 腿部反射区：可以采用拇指按揉的方法。

3. 足外侧反射区：可以采用拇指椎穴位或用食指刮两侧的方法。

4. 足背部反射区：可以采用拇指点法或是用食指之间的关节点法。

三、治疗方案

首先，患者应该仰卧，然后先点按患者的左足，再进行右足的按摩，接下来点按患者的心脏反射区，通过这样的方法验证患者的实际情况，然后再决定按摩手法。此时，再依次按左足的腹腔神经丛、肾脏、肾上腺、输尿管、膀胱反射区，按摩四分钟左右即可，接下来再按摩脾脏三分钟，然后依次点按头、脑垂体、眼、胃、十二指肠、心脏、肝脏和下腹部反射区，五分钟左右即可。按完上述穴位之后，再按压涌泉、太溪两个穴位两分钟。如果发现患者的拇指内侧有硬块存在，那么就要反复按摩，将硬块按摩柔软，如果患者的后脚跟上也有硬块，就应该按摩五分钟左右，最后再依次推按肾上腺、肾、输尿管和膀胱反射区,这些推按四分钟左右即可。在按摩后的半小时之内,应该喝一杯白开水。

"三高"患者的福音——足部按摩帮你解病痛

高血压根据病症性质的不同,可以将其分为两种:原发性和继发性。所谓原发性高血压就是我们通常所说的高血压病,90%的患病者都是原发性的高血压;所谓继发性高血压也叫症状性高血压,在高血压患者中,大约有10%是这种情况。通常,这种高血压可能是由身体其他部位的病症引发的,比如,肾脏病引发的高血压、妊娠高血压、主动脉狭窄引发的高血压;继发性高血压还有一种情况是因为患者吃了某种药物之后产生了副作用。高血压病症产生的主要原因就是神经系统出现了严重失调,在发病的初期,全身的小动脉会有痉挛现象,而当到了后期,就会产生硬化现象。临床医学研究显示,当人的血压升高的时候,那么他的神经系统就会失调,当到了后期就会引发脑血管方面的疾病、高血压心脏病或是肾脏功能不全等。对于患者而言,不论是原发性还是继发性的高血压疾病,很多人往往在刚刚发现的时候不予以重视,特别是对一些家庭妇女,如果不经常做健康检查,当自己感觉到出现耳鸣眼花的症状时也往往忽视,这就会逐渐让自己的病情越来越严重。足底的按摩对高血压病症的治疗有比较好的效果。

按摩部位足底反射区:头部、肾脏、输尿管、膀胱。

经常用到的足底反射区的按摩方法：拇指推法、揉法、按法。

治疗方案

我们可以通过叩打涌泉穴的方法来缓解高血压。首先，要找准穴位。然后再用一侧的手握成空拳，并用小拇指的关节轻轻拍打涌泉穴，每次拍打一百次，接下来再用另一只手去拍打另一侧的涌泉穴，也是拍打一百下。这样长期坚持，对于降低血压可以产生明显的效果。

另外，还可以采用指压、按搓足底的方法。此方法具体是这样的：将手的食指、中指和无名指并拢，然后再按摩脚底，从上向下，再从下向上，要一直反复揉搓，直到感觉皮肤有点发痛，足底发红并产生灼热感时，再用中指反复按压涌泉穴，大概进行四分钟左右，再进行旋转的按摩，沿着顺时针方向，每天都坚持做一次，就会使大脑清醒。

另外，我们还可以通过食疗的方法来治疗高血压。

桑叶荷叶粥

配料：粳米100克、桑叶10克、新鲜荷叶1张、白砂糖适量。

做法：先将桑叶、新鲜荷叶清洗干净，然后煎烫，把汁液取出，再将渣子清理干净，加入粳米，一同煮成粥，最后加入少量的白砂糖即可。

功效：清泻解热，同时也能降低脂肪，减肥也对高血脂、高血压有一定的功效。

用法与用量：早上或是晚上食用即可，也可以当点心食用。

芹菜粥

原料：粳米50～100克，新鲜芹菜60克。

制作：先将芹菜清洗干净并切成小碎末，然后将其与洗净的粳米共同放进砂锅，再加一定量的水，开火煮就成。

用法：早晚食用。这种粥对于高血压病症的见效通常是很慢的，因此要坚持长期服用。.

功效：固肾利尿，清热平肝。非常适合高血压和糖尿病的人食用。

胡萝卜粥

原料：新鲜的胡萝卜和粳米各适量。

制作：将胡萝卜清洗干净并切碎，同粳米一起放在锅里煮，再放入适量的水，直至沸腾即可。

用法：早晚食用即可。这种粥的味道是比较甜，所以很容易变质，最好是现煮现吃，而不要进行长久的存放。

功效：健胃补脾，对于帮助消化和预防高血压有一定的功效。

在日常生活中，用热水泡泡脚，不但能够解乏，而且能够促进睡眠。其实，事实上，只要我们在水中加一些中草药，还对治疗其他疾病有比较好的作用。在人体中，脚是离心脏最远的一个部分。冬天因为受到寒冷的刺激，脚部的血管就非常容易收缩，于是血液流通也就产生了障碍，从而就会诱发很多疾病。而通过热水泡脚，可以全面改善脚部的血液循环，同时也能驱除寒冷，促进人体的新陈代谢。

下面我们来介绍几种比较简单实用的中草药泡脚的方法：

一、艾叶泡脚的方法：

取干艾叶 50—100 克，最好应该根据水的量来衡量艾叶的量，我们可以先用水将艾叶煮开，然后将煮开的艾叶水倒入洗脚盆中，再放适量的凉水即可泡脚，或者是等水温稍稍缓和了之后再泡脚；如果觉得麻烦，也可以用部分热水浸泡艾叶 20 分钟，再放入一些热水开始泡脚。

艾叶泡脚的几个小验方：

1. 艾草加姜片能够治疗关节病、类风湿、支气管炎、伤风感冒、肺气肿、哮喘咳嗽等疾病。

2. 艾草加红花还能改善经脉的伸张情况，对于末梢神经炎、血液循环不畅通及手脚麻等疾病有比较好的疗效。

3. 艾草加盐对于治疗上焦有火、牙痛、眼睛经常红肿、气躁心烦、咽喉痛、上火下寒、脚腿肿胀等疾病有比较好的疗效。

4. 艾草加花椒20粒，可以有效治疗脚臭、脚气、脚汗、湿疹等疾病。

二、用醋水泡脚：（米醋或老陈醋100—150克）

1. 此法能够将脚表面的细菌杀死，所以该方法在一定的对于治疗脚气有比较好的疗效；

2. 能够缓解身心的疲劳。

3. 能够起到滋润皮肤、软化角质的作用，还能够让皮肤的弹性增加。

4. 可以祛除风湿，让身体的畏寒状况得到改善。

5. 可以让睡眠障碍症状有所减轻。

6. 醋可以渗透脚部皮肤的表层，从而让血液循环得到改善，也能将体内的垃圾或是沉渣得到清除，让很多慢性疾病得到治疗。

在一年四季中，无论是什么时候泡脚，都对自己的身体健康可以产生一定的好处：

春天泡脚，升阳固脱；

夏天泡脚，暑湿可祛；

秋天泡脚，肺润肠濡；

冬天泡脚，丹田温灼。

正确的泡脚，应该采用如下方法：

第一，要选对适合泡脚的桶。

既然是选择泡脚，就应该完完全全让脚全部浸入水中，水要多，而且热量应该充足，泡得时间也要长。泡脚并不是随便往一个盆子里倒点水洗一洗脚就可以了。泡脚会对我们的养生产生好的作用，而简单的洗脚并不能产生养生方面的作用。

所以，在泡脚的时候，首先应该选一个比较深的木桶，要能够将整个小腿放进去的那种。之所以选择木桶，是因为通常情况下木桶的保温效果都比较好。

第二，要选择加热设备。

市场上有一种泡脚的桶，但这些木桶往往都没有加温的设备，因此在泡脚过程中，如果水温降低了，就要往水桶中加一些热水。因此，在泡脚前我们一定要准备充足的热水。

第三，如何确认泡脚效果。

泡脚到多长时间才算是泡好了呢？其实，当泡到你的后背感觉出汗或者是额头上出汗的时候，就可以结束了。注意，只要稍微出汗就成，此时就说明你全身的经络已经贯通了。

足部按摩及针灸，对于中风偏瘫很适用

对于中老年人而言，中风是一种比较常见的疾病，一旦患者病情发作，如果抢救的不及时，就会造成严重的后遗症甚至出现偏瘫。对于中风患者而言，我们应该采用针灸的方法治疗或者是康复的方法。下面笔者就介绍一些比较实用的治疗中风的方法。

因为人的足部穴位都比较敏感，反应快捷，经络传递信息很迅速，所以对于足部采用针灸的疗法具有高效、快捷、安全、适应广泛的特点。

一、足针适应病症

1. 脑血管系统：脑中风、脑昏迷、高血压、偏瘫、失语、视物不清等。
2. 心血管系统：冠心病、高血压等疾病。
3. 消化系统：胃肠炎、腹痛、胆囊炎等疾病。
4. 妇科病：痛经、闭经。
5. 骨科疾病：腰椎间盘突出、颈心综合征、关节痛、强直性脊柱炎等疾病。

二、足针操作程序

1. 医生要先将患者的双脚用肥皂水洗干净。待干后，再用含有75%的酒精棉球进行擦拭。
2. 患者要在早上浸泡自己的双脚。
3. 患者应该采用仰卧的姿势，将袜子脱掉，用75%的酒精棉球擦洗需要进行针灸的穴位，这属于消毒程序，当然也可用安尔碘在穴位消毒，消毒的时候要注意：从穴位的中心向外擦拭。
4. 足针进针的时候，选取穴位要准确，刺针动作要快，并且针要细。
5. 足针的留针时间通常是15～20分钟，中间针不能再捻动。
6. 取针时，应该将棉签按压住，这样可以防止出血。

俗话说，"病来如山倒、病去如抽丝"，通过针灸治疗疾病，也不是很快就能取得明显的效果，这都需要持之以恒。所以，一定要按照疗程进行积极地治疗，这对于病症的减轻和康复是非常重要的。

足部按摩，治疗慢性胃炎

在中医上，通常有这样一种说法："上病取下，百病治足"，也就是说，人身上的绝大多数疾病都可以从足部开始治疗。也许，你听了会觉得不可信，认为太夸张。其实不然，因为足部和人体的脏腑有着密切的联系。它承担人体的全部重量，也被称为是人体的第二心脏。

足部的很多的穴位和反射区都与身体上的很多器官相关联。我们可以通过按摩这些反射区，从而对身体上各个器官的疾病起到治疗作用。

在通常情况下，慢性胃病可以通过按摩来治愈。在治疗时，医生通常都会按摩患者的五六个反射区，每一个反射区按摩的时间是五分钟或十分钟，每日进行三次，15天为一个疗程。按照这样的按摩方法，慢性胃病的症状就会逐渐好转了。

在足部，控制肾脏的反射区在双足脚掌第一趾骨与趾骨关节所形成的"人"字形交叉点后方，那里的中央有个凹陷处即是；而控制胃的反射区在双足脚掌第一根趾关节后方约一横指处；控制膀胱的反射区在内踝前下方双足脚掌内侧趾骨下方；控制输尿管的反射区在肾脏反射区和膀胱反射区之间的弧线状区域内；控制十二指肠的反射区在双足脚掌第一根趾骨与楔骨关节前方；控制头的反射区在双足拇趾趾腔；控制心脏的反射区在双足脚掌第四根趾骨与第五根趾骨之间，在肺反射区的后方；而控制肝脏的反射区则在右足脚掌第四根趾骨与第五根趾骨之间，在肺反射区的后方；

控制胆囊的反射区在右足脚掌第三根趾骨与第四根趾骨之间,在肺反射区后方。

对于慢性胃炎患者而言,通常可从头、心、肝、胆囊、胃、肾、膀胱、输尿管、十二指肠等足部反射区中选取几个反射区做一些按摩,而对于消化性溃疡的患者而言,则可从肾、胃、膀胱、十二指肠等几个反射区内选取几个进行按摩。不同病症的患者,应该选取不同的反射区进行按摩,通过按摩,可以让患者的血液循环得到改善,也能增强患者的新陈代谢,还能让溃疡面快速得到愈合。另外,也能增强胃及十二指肠的消化吸收功能,使人体的各种神经系统的张力得到调节,减轻胃平滑肌的痉挛,从而让胃酸的分泌有所减少,这样就能缓解胃部疼痛。

足部按摩,有效治疗胃痛

在医学上,胃痛又被称之为胃脘痛,其主要症状是上腹部经常性疼痛,同时还会伴有腹胀的感觉,对于食欲的影响比较大。严重者甚至还会造成嘈杂反酸、恶心呕吐、大便秘结或稀烂等现象,有些患者的临床表现是头晕眩、体倦乏力、坐卧不安等。

中医学认为,胃部疼痛的原因很多,通常是忧思愤怒过度,造成了血气郁结,对自己的脾胃造成了伤害,胃痛是一种很常见的病症,但是如果不及时治疗,就会转成严重的胃病。

在这里,笔者介绍几种按摩方法:

一、按摩部位

1. 足底部反射区有头部（大脑）、小脑及脑干、脑垂体、腹腔神经丛、脾、肝、胆囊、肾上腺、肾、输尿管、膀胱、盲肠（阑尾）、胃、胰、回盲瓣、降结肠、十二指肠、升结肠、横结肠、小肠、乙状结肠及直肠、肛门。

2. 足内侧反射区有腰椎、胸椎。

3. 足背部反射区有全身淋巴结和膈。

二、常用的按摩手法

1. 通常情况下，足底部反射区可以用拇指指端点法、食指指间关节点法、拇指关节刮法等进行按摩。

2. 足内侧反射区可以用拇指推法进行治疗。

3. 足背部反射区则可以用拇指指端点法、食指指间关节点法、分法等进行治疗。

三、治疗方案

在足部胃反射区的位置，可以用火柴和牙签刺激神经，或者用指甲、牙刷等反复揉搓，直到该区域的皮肤发红、发热的时候，才会产生一定的效果。

四、食疗秘方

1. 桃仁粥

配料：桃仁10克、生地黄10克、桂心粉2克、红糖50克。

制法：先将核桃仁浸泡一段时间，然后去皮和尖，再将生地黄放入锅中加水，大火煮至沸腾后，转为小火慢炖。30分钟后，先将药渣倒掉，再将100克粳米洗干净，放进过滤出来的药汁中熬成粥。最后再在粥中放入桂心粉和糖。粥的黏稠度可以根据自己的爱好进行调整。这种粥成红色，香甜可口。

功效：健脾养胃，活血止痛。

用法与用量：每天食用一次，5～7天是一个疗程。

2. 干姜花椒粥

配料：粳米100克、干姜5片、高良姜4片、花椒2克、红糖15克。

制法：先将两种不同的姜切成片并装进一个纱布中，然后放进锅中，和淘洗干净的粳米同煮，等粥煮好后，取出纱布袋子，然后盛入碗中即可。

功效：可以暖胃清寒、止痛。

用法与用量：早晚服用，并且要坚持长期服用。

肩周炎自然疗法，足部按摩及泡脚

在日常生活中，关节炎是一种比较常见的疾病。这种病是由于感染、创伤、炎症或其他因素引起，属于风湿性质的疾病。通常情况下，关节炎具有红肿、热、痛等特征。

关节炎属于慢性疾病，在日常生活中最常见的关节炎有两种：骨关节炎和类风湿关节炎。在我国，关节炎患者的数目很庞大，而且数量一直在增加。据统计，我国老年人群中患有关节炎的人非常多；在65岁以上人群中，约有90%的女性和80%的男性都是骨关节炎患者。

治疗关节炎，我们可以采用按摩的方法，特别是对于中老年人来说，一到阴雨天，他们的关节疼痛症状通常就会加重。而当我们掌握了按摩方法后，就可以为自己的家人进行按摩了。

一、按摩部位

1. 足腿部反射区：坐骨神经。

2. 足背部反射区：全身的淋巴结。

3. 足底部反射区：头部（大脑）、甲状旁腺、脑垂体、小脑及脑干、脾、生殖腺等。

4. 足外侧反射区：肩（关节）、肘关节、膝、生殖腺。

二、常用手法

1. 拇指推法是足腿部反射区最常用的按摩方法。

2. 在足底部反射区，最常用的方法是拇指指端点法、拇指关节刮法、拇指推法、擦法、拳面叩击法、食指指间关节点法等。

3. 足背部反射区最常用的方法是用拇指指端点法、食指指间关节点法等。

4. 足外侧反射区通常会使用食指外侧缘刮法、拇指推法和按法、拳面叩击法等。

按摩足部反射区，治疗腰肌劳损

慢性的腰肌劳损病症在日常生活中比较常见，这种病患病时间比较长，而且往往是久治不愈，会给人们的生活带来了很多困惑，而通常情况下，通过药物进行干预治疗，但效果也不是很显著。而采用足部反射区疗法则是一种比较有效的治疗方法，因为足部按摩注重的是整体治疗，通过按摩足部的反射区可以启动自身的调节机制，从而增加身体的抵御能力，克服内外的疼痛，从而达到促进身体健康的目的。

一、治疗方法

1. 治疗前准备：患者在进行按摩前应该先用温水洗脚，让足部保持清洁，如果足部有外伤感染或者扭伤者暂时不宜进行按摩治疗；如果女性患者在月经期、妊娠期，则一定不能进行按摩治疗。进行按摩前后应该各饮温开水 300～500 毫升。

2. 施术要求、操作顺序和原则：进行足部按摩，一定要做到手法准确、节奏适当，力度适中，定位准确。同时所用力量的大小病人要能够耐受。

在按摩的时候，应该先进行足底腰肌的基本反射区，这样就可以放松腰部肌肉的紧张度，从而让受损部位的痛感逐渐得到缓解；其次再按摩排泄系统中的肾、膀胱、输尿管、反射区，这样就能促进体内的新陈代谢；再次，接着按摩腰肌增强反射区的腰椎、髋关节反射区和相关反射区胃肠、甲状旁腺、肋骨、胸椎反射区等，这样可以让身体的免疫功能和肌性抗疲劳能力得到提高；最后再重复按摩排泄系统反射区，从而促进人体血液循环和新陈代谢，并改善肌细胞的营养状况。需要注意的是，足部按摩应该先左脚，后右脚；先足底内侧，后足底外侧，按摩足背则放在最后。按摩的时候，每日1次即可，每次40～50分钟。每次按摩的时候，最好在晚上睡觉前按摩，此时的效果最好。此按摩7次为1疗程，一般1个疗程后，患者的症状即会有一定程度的减轻和改善。

在神经解剖学上，内脏神经和躯体神经的相关调节，让脑干网状结构对呼吸系统、循环系统起到了一定的调节作用，这样也促进了下丘脑对免疫系统、内分泌的调节作用，同时也让大脑皮层中的高级中枢——感觉中枢、运动中枢、内脏活动中枢的机能作用。通过按摩足部反射区，可以达到刺激神经反射性的作用，也就让血液循环得到了调节，还能调节身体机能。因为重力关系和病理因素让足部静脉的充盈量增大，于是就造成了沉积在体内的代谢废物等（如钙盐、乳酸结晶）增多，而按摩能有效地将这些物质排出体外，从而减少这些物质对人体的影响，同时按摩可以刺激心血管系统，从而对全身起到调节作用，使人的心率加强，心输出量得到增加，呼吸的频率增快，通气量也增大了，让腰部及全身血液循环得到了改善，加快了激素及其他有效活性物质的快速输送，对身体机能产生广泛而持久的影响。

按摩腿脚治疗神经衰弱

神经衰弱是指患者因精神活动长期过度紧张，从而造成大脑兴奋和抑制功能失调的病症。该病的症状可分为两大类：

一是兴奋占优势的症状。主要包括头晕、头痛、耳鸣、容易激动、情绪不稳定、气短、心慌、多汗、失眠、多梦、容易惊醒等。

二是抑制占优势的症状。主要包括注意力难以集中、记忆力减退、精神萎靡、思维迟钝、乏力、性功能减退等。通常情况下，以上两大类症状并存，在发病初期，主要是兴奋占优势，后来就逐渐发展为抑制占优势。

我们可以采用自我按摩的疗法治疗神经衰弱。该疗法的主要原理是，通过按摩的反射性影响神经中枢的功能，让神经中枢的兴奋和抑制过程逐渐恢复平衡，从而让头晕、失眠、多梦等不适逐渐得到一定程度的改善。按摩还能舒筋活血，通利关节，让肢体的疼痛逐渐减轻或消失，也能让神经衰弱的一些发病因素逐渐消除。人的头、后颈、脚掌及手指根等部位存在一些镇静、安眠的穴位，通过按摩、刺激这些穴位，可以产生镇静、催眠的作用。具体方法如下：

按头：在每天晚上睡觉前半小时可以先擦热双手，并将双手贴在脸上，两手中指从迎香穴开始往上推，至发际，期间会经过睛明、攒竹等穴，然后两手分开向两侧至额角往下，食指经"耳门"返回起点，这样反复按摩30~40次即可。

2. 搓胸：先盘膝而坐，然后用右手平贴右肋部，向左上方开始揉搓，直至左肩部，共揉搓 30 次即可；然后左手平贴，从左肋部开始揉搓，直至右肩部，共揉搓 30 次。

3. 揉腹：盘膝而坐，将一只手放在另一手上并按腹部，以肚脐为中心，先顺时针方向揉腹 30 次，然后再逆时针方向揉腹 30 次。

4. 抹腰：盘膝而坐，两手叉腰并（四指向后）沿脊柱旁自上而下抹至臀部，共进行 30 次。如果在此过程中发现压痛点，可以用手指在该部位按压 20～30 秒钟。

5. 揉膝：先坐正，并将两手按于两膝髌骨上，然后由外向内揉动 30 次，再由内向外揉动 30 次。揉动时手不能离开皮肤，用力要轻，只要膝部感到舒适即可。

6. 搓脚掌：先坐正，然后用左手握左踝关节，然后用右手来回搓左脚掌（足底前半部）30 次，再用右手握右踝关节，左手搓右脚掌 30 次即可。

按摩腿脚治疗颈椎病

人得颈椎病的原因是什么呢？中医学认为，这是因颈部长期劳累、气血失和，加上外感风寒、阻滞经络而造成的。通过推拿治疗能调和气血、祛风散寒、舒筋通络，这就达到了解痉止痛的作用。在通常情况下，脊髓型颈椎病不建议进行推拿治疗，因为这种颈椎病做推拿的话有可能加重脊髓损害。但对于此类病，目前国内已有安全有效的牵引和推拿治疗的报道。

故而，轻型脊髓型颈椎病并不一定要禁忌做推拿治疗，只要手法温和，免除旋扳手法即可。

治疗颈椎病，其实是可以通过腿疗法进行治疗的，而且该法的治疗效果还比较好。有这样一个例子：李先生患上了颈椎病，经常感觉颈肩部僵硬酸痛，双眼干涩、看东西也模糊。大大小小的医院去了不少，药也吃了不少，可是没有多大的效果。有一次，他来笔者这里看病。笔者了解了他的具体病情后对他说，可以试试腿疗。可是当时李先生一脸严肃，觉得笔者说的这种方法不可靠。笔者给他进行了介绍：在中医上，治疗疾病并不是一定非要"头痛医头，脚痛医脚"，而是说如何讲究整体观念。在人体中，经络通常是全身分布，所以能循经远端取穴。而在临床上，我们经常采取上病下治的方法。腿疗治颈椎病就是采用经络辨证、上病下治的方法进行治疗的。

李先生满腹狐疑，抱着试试看的态度先用中药进行腿浴。20分钟后，他的全身会逐渐产生汗津津的感觉，肩部也开始变得松软了。接下来，笔者给李先生进行了腿部按揉，分别按揉了厉兑、足通谷、条口和光明穴。接下来李先生又自己活动了一下脖子，他说感觉舒服多了。但是稍微过了一会，他的脖子和肩膀又僵硬疼痛了。刚开始就是这样，贵在坚持。后来，当两个月之后，李先生说肩膀感觉好了很多，感觉自己也有精神了。他说现在的确是相信腿疗也能治疗颈椎病了。

第六章

护好腿脚，
美容养颜瘦身不衰老

按摩足部，消灭小痘痘

在人体中，皮脂腺通过皮肤的导管进入皮肤，造成了管腔堵塞，于是皮肤就无法透气，进而就形成了脂栓，这就是白头粉刺。如果粉刺存在的时间长了，就会形成炎症型的痤疮。痤疮在初期的时候，还不是炎症，可是当白头粉刺和黑头粉刺感染细菌之后，就形成了炎症性痤疮。

在日常生活中，很多人进入青春期后，脸上就会长出很多疙瘩。如果伴有痒痛、黑色的则叫黑头粉刺。这种粉刺在破溃或吸收后可出现暂时性色素沉着或凹状疤痕。一些少数比较严重的红疙瘩可出现更大的软囊肿、脓肿，当其破溃愈合后通常都会留下比较明显的疤痕，让颜面的皮肤凹凸不平，颜色深浅不一，对相貌的影响太大了。另外由于雄性激素水平的不同，一般男性患痤疮就比女性严重，而且治愈的难度也比女性大。

那么我们在平时该如何治疗面部痤疮呢？

一、通过足底按摩发治疗

青春痘的自疗保健法，具体而言就是肝胆、尿道、膀胱、输尿管、肾脏等在足部的反射区。

1. 肝胆反射区：

该区域在右脚脚底一半上方与三四趾脚掌关节下方的位置。我们用手触摸时，如果摸到一长条凹陷的沟，这个地方就是胆的反射区。按摩的时候，应该由下往上进行。

2. 尿道反射区：

该区域在双脚内侧，踝关节与脚后跟的一半处。在按摩的时候，会有一条斜向凹陷的沟。按摩方向是由膀胱反射区往脚后跟方向进行。

3. 膀胱反射区：

该反射区在双脚内侧，踝关节与脚底的相交处。在按摩的时候会有一粒肉球凸出的感觉。按摩的时候，方向应该由输尿管连接点斜向尿道方向推。

4. 输尿管反射区：

该反射区在双脚脚底，膀胱点位置往肾脏方向约45度的斜向，当我们用手按摩的时候会有一条斜沟的感觉。在按摩的时候，应该由肾脏连接点往膀胱斜向推按。

5. 肾脏反射区：

该反射区在双脚脚底，约在脚底一半的上方，当我们用手触摸的时候会有一颗凸出的肉球，而且感觉稍为硬或者砂砂的。按摩的时候由上斜下往输尿管方向推按。

二、中药治疗青春痘

中药治疗青春痘，通常主要是采用清热祛风、凉血利湿的方法。

中成药可以采用防风通圣丸、归参丸等，内服药可以用枇杷叶9克、桑皮9克、苦参9克、赤药12克、丹皮10克、菊花9克、生草9克，用水煎服，每日服一剂。对于大便干燥者，则可以酌情加酒军6—10克；结节性囊肿患者则可酌情加贝母10克、凌霄花6克。如果外治则可用颠倒散，每晚用茶水调后擦患处，白天洗掉即可。

下面介绍几种比较简便的操作方法：

1. 马齿苋、蒲公英、菊花方

鲜马齿苋、蒲公英、菊花各 30 克，蜂房 10 克，水煎汤待温后清洗患处即可，每日 2 次。

2. 槐丝叶外敷方

鲜槐叶、丝瓜叶各 30 克，捣烂，涂敷患处即可。

3. 仙人掌外敷方

将适量的仙人掌捣烂，涂敷患处。每日 2 次。

4. 白花蛇草汤

白花蛇草 15～30 克，加水煎汤内服，每日或隔日服用，一次一剂。

足部按摩法，有效祛除黄褐斑

泡脚是养生的一个好方法。脚在人体中具有非常重要的地位，它是百脉汇聚之地，可以联络肝脏、运行气血、连接内外、贯穿上下，同时它还与血液循环的关系很密切。如果足部温度比较低，血液循环的畅通性也会受到影响，相反，足部温度升高时，血液循环也会变得旺盛。通过泡脚，不但能推动血运，健身防病，而且能祛除黄褐斑。下面笔者就教给大家一些具体的方法：

首先，我们得弄清楚黄褐斑形成的根本原因。事实上，这是脸部色素沉积以及内分泌失调造成的。平时多用热水泡脚，能让足部的血液流速加快、流量增大，这样就能改善人体的微循环，还能促进身体的新陈代谢，让经络和气血也得到一定程度的调节，对我们的皮肤也有一定的好处，在一定程度上，能够减轻皮肤上的斑点。

所以，要让祛除黄褐斑的效果最好，我们就应该按照如下的方式去做：

一、调好泡脚水的温度。最适宜的泡脚水的温度应该在 38～42 度之间。

二、选择合适的泡脚容器。一定要注意，要用保温性好而且安全的泡脚盆，而且泡脚盆的高度一定要超过脚踝。

三、泡脚的时间也要选择好。通常，睡前是最好的泡脚时间，而且最好泡半个小时以上，当然也可以根据自己的情况来定泡脚时间的长短，另外需要注意的是要保持水的温度。

四、不要忘记按摩。在泡脚过程中，用手轻轻按摩脚部，这样不但能清洁皮肤，还能促进身体的新陈代谢，调节内分泌，休养肌肤。

泡脚治疗黄褐斑的方法，贵在坚持，如果三天打鱼两天晒网，就不容易有好的效果。

"头上的问题脚来医"，摆脱脱发的烦恼

头发对于每个人而言都是非常重要的，它对一个人的仪表形象有很大的影响。尤其是女人，如果头发稀疏欠润，看上去就会比实际年龄大很多。

很多人头发稀疏，是因为他们被脱发问题所困扰。常见的脱发分为斑秃、脂溢性脱发和早秃。斑秃出现的原因可能与神经、精神性因素和头皮部的免疫功能失调有关，而脂溢性脱发和早秃则与内分泌有关。因此，一个人的头发好坏与全身状态和年龄都是有关系的。

中医认为"发乃血之余"。因此在治疗脱发这一病症上，我们应以补气养血、荣筋生发为主。笔者在这里向大家介绍几种比较方便操作的方法：

一、1. 先准备食盐15克，往食盐中加入1500毫升温开水，搅拌均匀后用来洗头，每周1～2次，长期坚持应用，可防止脱发。

2. 嫩柳树叶、芝麻荚壳各125克，共同煎汤并用来洗头，每周2次，连用数月。

3. 准备50毫升醋、一锭墨，将醋倒进砚台里，用墨反复研磨使其呈稀糊状，用毛笔蘸药水涂擦患处，每日三次。

4. 生地、何首乌各30克，黑芝麻梗、柳树枝各50克，共同放入瓦罐，水煎，趁热熏洗患部，每日一剂，熏洗三次。熏后，将干毛巾覆盖患部半小时，吹风。

5. 硫黄、生大黄、苦参各适量，并将这些研成极细末备用。先用温水洗头，再取上述的药粉9克，并用水调成稀糊状洗头，待5～10分钟后，再用香皂或硫黄香皂将头发洗净，隔日一次，一般用7～14次。

6. 上好辣椒油涂擦患处，每日2～3次，此法用来治疗斑秃。

7. 鲜椰子汁或椰子油擦局部，每日2次，此法用来治斑秃。

8. 鲜生姜或白兰地酒擦患部，每天2～3次，此法用来治斑秃。

9. 采新鲜的侧柏叶适量，洗净后水煎，取药渣，待温后用药液洗头，每日一次。

二、平时应注意的问题：

1. 修身养性，要让自己的心情保持舒畅。

2. 多数脱发严重的患者往往伴有神经衰弱、失眠、思虑过度、情绪波动等症状。这些往往与精神刺激有关，因此应避免过度劳累。应该做到早睡早起、适当锻炼。生活要有规律，性生活有节制。

3. 饮食上也应该进行一些调节。比如，限制多糖、多脂肪和辛辣刺激性饮食，少饮或不饮酒、少喝咖啡，多吃蔬菜水果，让消化道保持通畅。

4. 注意保持头部的清洁，每周用硫黄香皂或硫黄发乳洗头，以便适当除去油脂，从而减轻油脂对毛根的压迫作用，减少脱发，促进头发生长。但洗头不要太勤，否则会刺激皮脂腺分泌，容易让脱发症状加重。

足部按摩的瘦身秘诀

因为人的足底有各个内脏器官的反射区。因此，我们通过按摩刺激这些反射区，就能够有利于内脏的排毒，也可以促进血液循环，从而达到燃烧脂肪的目的。让你在放松的时候，也能够轻松瘦下来。下面笔者给大家介绍几种简单又实用的操作方法：

一、敲击脚底

这种方法非常简单，只要在每天晚上睡前用拳头敲击脚底即可：以脚掌为中心，敲击的时候要有节奏感，让脚部稍有疼痛感即可，每只脚敲击100次左右，运动完成大约需要2分钟。通过这种方法就能够进而促进全身的血液循环，消除一天的疲劳，让内脏的排毒功能增强，让体内的血管排泄功能畅通无阻，也能够加快燃脂速度。

二、双脚晃动

如果全身的血液循环不佳，那么就容易引发产生内脏功能失调和内分泌失调，这样就会让体内的毒素不能及时排出，从而减缓新陈代谢，也就造成了脂肪堆积，让身体逐渐变得肥胖。我们可以通过简单的脚部刺激，便可以促进血液循环，加快新陈代谢速度。具体方法如下：

先仰卧在床上或地板上，双脚在空中晃动，然后像踏自行车一样让双脚进行旋转。持续进行 2 分钟即可，这样就能让全身的血液循环立即通畅，也可以燃烧脂肪，同时也有助于改善睡眠。

三、赤脚行走

这种方法最大的优点就是能让脚掌心得到锻炼的机会，脚掌心是保持按摩平衡的一个非常的重要部位，我们平时应该在行走时尽可能地让掌心得到一定程度的刺激，比如可尝试走卵石路，或可以在家中准备一块带圆润突起的席垫经常踩踩。

另外，赤脚行走还能让五指进行分离运动，这也是赤脚行走的一大优点。在平时，我们为了减肥和身体健康，在家中可以尽可能地让自己的双脚从鞋袜中解放出来，然后赤脚行走，坚持 2 分钟即可。

四、按摩脚趾

通过按摩脚趾的方法，不但能够瘦身，还有增强记忆力的作用。具体方法是这样的：我们可以用双手抓住双脚的大趾，然后作圆周按摩，每天可以多按摩几次，每次只要 2 分钟即可。当然也可以用手作圆周运动来搓小趾外侧，因为人的记忆力是和小脑相关的，而小趾又是小脑的反射区，所以按摩小趾对于增强记忆力有很大的帮助。

通过足底按摩来减肥，可以让我们在享受放松的时候，达到减肥目的，这的确是一个挺不错的方法。

轻松消除酒糟鼻，解决影响美容的"毒药"

可能很多人听到酒糟鼻的时候，就觉得这肯定和喝酒有一定的关系。其实不然，它是由螨虫引起的一种皮肤病，主要是因为这种病让鼻色紫红如酒糟，故而得名。

酒糟鼻病症具体是这样的：鼻部发红，上起丘疹、脓疱及毛细血管扩张。因为这个病的皮肤常呈玫瑰红色，且形类痤疮，所以又有玫瑰痤疮之名。酒糟鼻以鼻面部出现红斑、丘疹、脓疱、日久生有鼻赘为主要症状。在初期，主要症状是以鼻为中心的颜面中部出现红斑，特别是进食辛辣、热食或精神紧张后则更为明显。这个病为在平时也比较常见，总发病率约占人口的 1%～5%，而且可发生在任何年龄，但主要以中年女性较多，可占总患者数的 70%～85% 以上。

一、足底按摩法按摩部位

1. 足底部反射区包括：脑垂体、鼻、肺及支气管、肾、肾上腺、膀胱、输尿管、回盲瓣、盲肠（阑尾）、横结肠、升结肠、降结肠、乙状结肠及直肠、小肠、肛门及生殖腺。

2. 足外侧反射区：生殖腺。

3. 足背部反射区：扁桃体、胸部淋巴结（胸腺）、上身淋巴结、下身淋巴结。

二、常用的按摩手法

1. 足底部反射区：可以采用拇指指端点法、食指指间关节点法、拇指推法、按法、食指关节刮法、双指关节刮法、拳刮法、擦法、拳面叩击法等。

2. 足外侧反射区：食指外侧缘刮法、按法、拇指推法、叩击法等。

3. 足背部反射区：拇指指端点法、食指指间关节点法、食指推法、拇指推法等。

足底按摩方法治疗酒糟鼻简单便捷，但每个人的体质都是有一定差异的，因此并不一定人人都适用，如果酒糟鼻情况比较严重，特别是形成了鼻赘的患者，则一定要接受医生的正规治疗。

腿浴按摩，排毒养颜效果佳

我们平时进行的腿浴，往往会在发汗过程中起着排毒作用。科学研究证明，人体中排出的汗水，含有一定的毒素，比如钠离子、尿素、肌酐、药物毒素、激素的代谢产物以及农药残留物等成分。每到夏天，人体最容易出汗，这时候皮肤表面就容易发咸。而往往一些尿毒症病人在做完腿浴后身上就会有氨气味，也是因为将体内毒素排出体外的原因。有位医生，曾用腿浴方法给两位农药中毒的病人做了治疗，并且取得了不错的效果。腿浴的发汗同太阳照晒、桑拿熏蒸出汗是不一样的。通常情况下，它是在腿部加热血液，血液在流通过程中会将自身携带的毒素和部分水分通过汗腺分泌到体表，因此，发汗排毒的作用是非常强的。

在通常情况下，笔者常用刘寄奴为主药进行腿浴，这种药物做腿浴的效果是不错的。

在这里，笔者不妨先讲讲关于刘寄奴的名称和功效的传说：

其实，刘寄奴原本是南朝宋武帝刘裕的乳名。刘寄奴小时候，有一天上山去砍柴，突然看见了一条蟒蛇，急忙拉弓搭箭，射中蛇首，大蛇因受伤而急忙逃窜。第二天，他又上山，结果隐隐约约从远处传来一阵阵的捣药声。于是他顺着声音的来源找了过去，只见草丛中有几个青衣童子捣药，他便上前问道："你们是给谁捣药呢？这药能治什么病？"童子说："我们大王被寄奴射伤了，所以派遣我们来采药，我们先将这些药捣烂，然后敷在患处就能将一些疾病治好。"寄奴听了非常生气，便大吼道："我就是你刚才说到的刘寄奴，这次就是专来捉拿你们的！"童子们一听就吓坏了，立刻弃药逃跑，于是寄奴便将草药和臼内捣成的药浆拿了回去，后来便用此药给人治疗，结果治疗效果特别好。后来刘寄奴每次领兵打仗，凡遇到枪箭所伤，只要在伤口上敷上此药，伤口很快就会愈合，效果特别好。可是对于奋力作战的士兵而言，他们并不知道它叫什么药，只知道是刘寄奴射蛇得来的，于是就叫它"刘寄奴"。在各种中草药中，这是唯一一种用皇帝名字命名的药物，并且一直沿用到现在。

在这个故事中，刘寄奴运用了此药活血祛瘀、止血敛痰、消肿止痛的作用。现代药理研究表明，用刘寄奴煎剂外用，能让我们的毛细血管得到扩张、可以兴奋经脉，同时能加强排汗功能。

在这里，笔者介绍一下排毒养颜的方子：益母草、白芍、白芷、刘寄奴、桂枝、生大黄各30克即可。

穴位：三阴交、下巨虚、隐白。

三阴交是足太阴脾经穴。在人体小腿的内侧，足内踝尖上方3寸，胫骨内侧缘后方。在日常生活中，只要我们经常按揉此穴，就能对肝、脾、肾起到不错的保健作用。

下巨虚为足阳明胃经穴。在人体小腿的前外侧，在犊鼻下9寸，距胫骨前缘一横指。在日常生活中，经常按揉此穴能调理肠胃，通经络，安神志。

隐白为足太阴脾经穴。在我们的足大趾末节内侧，在距趾甲角约0.1寸的地方。隐，隐秘、隐藏也；白，肺之色也，气也。所谓隐白，就是指脾经体内经脉的阳热之气由本穴外经体表经脉。本穴有地部孔隙与脾经体内经脉相连，穴内气血在通常情况下可以为脾经体内经脉外传之气。因气为蒸发外出，所以通常不容易被人觉察，如隐秘之象，故名隐白。揉按这个穴位，可以调经统血，健脾回阳。

这三种穴位均可用按揉法操作，每次只要达到5分钟左右即可。

五脏功能理顺靠腿脚，美容问题迎刃而解

人的五脏和面部有非常大的关系，只要我们把五脏功能调理好了，那么美容问题就必然很容易地解决了。在这里，笔者给大家介绍几种调理脏腑的药物：

一、益母草：这是妇科的常用药，它具有活血调经、利尿消肿的作用，特别是对于妇女的月经不调、痛经、闭经、水肿尿少等有比较好的疗效，

但是用于美容却鲜为人知。实际上，在唐代，武则天早就会用益母草进行美容了。

武则天是我国历史著名的女皇，执政20余年。她天生一副姣好的面庞，极善美容，曾用名"媚娘"。即使是到了80岁的高龄，她仍然容颜不老，看上去很年轻，让人感到惊讶。在当时，有一个很有名的美容秘方——"益母草泽面方"，这个秘方就是武则天经常用的。这个方子在《新修本草》中可以看到，明代李时珍的《本草纲目》也可以看到。用益母草美容的时候，既可内服，也可外用。外用时敷面，具有治疗肤色黑、祛除面部斑点和皱纹等功效。益母味苦、辛，性微寒，归肝经、心包经。现代医学研究发现，益母草对于扩张人体面部的毛细血管、改善微循环具有很好的作用。同时也经常用它作为泡腿的主要药物，而且配合其他药物泡双下肢，这样对于调理褐斑有很大的作用。

二、白芷：白芷属于散寒解表的药，对于治疗头痛、发热、恶寒、鼻塞等感冒症状有比较好的疗效，另外，治疗牙痛的效果也比较好，而且还有不错的美白作用。

关于白芷，还有一个传说。北宋初年有两个财主，一位姓李，一位姓孙，两人是好朋友。两家各有一个女儿，两个孩子常在一起玩耍，感情非常深。有一年因为身缠官司，李姓的财主家境破落，被迫远走他乡。孙姓财主的女儿到处打听自己小伙伴的下落，可是一直没有任何消息。不知不觉间，20多年就过去了，孙姓的女儿已经是将近40岁的妇人。她嫁了个县官，经常随夫搬家。

一天，门外来了一男一女送菜的人，男的看上去大约有40岁，而女的则显得特别年轻，约20多岁的样子。钱姓女儿一见那女的就觉得肯定是自己失散多年的玩伴。可是看到对方那么年轻，她觉得朋友再年轻也应该和自己的年龄差不多，也许这是朋友的女儿吧？钱姓女人连忙把女孩让进屋内开始聊了起来，结果的确是自己儿时的伙伴！

可是张姓女看到朋友如此年轻，便问道："你用了什么方法，竟然能这么年轻？"朋友回答说："20多年前的一天，我看到了一位濒临饿死的老年人，就给了他一些吃的，把他给救了。他说他也没有其他什么东西来报答我对他的救命之恩。最后他决定给我送一把仙草。同时他还嘱咐说：只要你每天用它煮水洗脸，不但不会生病，而且也不会变老。那位老人对我说，如果这种仙草用完了，可以去后山坡上采摘。从此，我就按照那位老人的话去做了，没想到效果确实很不错。"而孙姓女所采用的药就是白芷。

白芷又叫香芷，现代药理研究认为，白芷不但可以解热、镇痛、消炎，还能改善微循环，消除色素在组织中的过度堆积，从而就可以促进新陈代谢，达到美白皮肤的效果。

在这里，笔者需要提醒大家的是，阴虚血热的人不宜采用白芷泡腿。

常揉足三里，越变越美丽

笔者从多年的临床按摩中总结出了一套美容养颜的方法，现在介绍给大家，其实也比较简单——按揉足三里。如果在日常生活中多坚持按揉足三里，女性就会越变越漂亮，终身不变老。

足三里穴在小腿外侧，膝盖骨往下3寸的地方，也就是先把自己的手横着，从膝盖骨往下4横指的地方就是这个穴位了。如果穴位找得不准也不要紧。中医学上有"离穴不离经"这样的说法，也就是说，只要你在按揉的过程中，加大面积把这个穴位按揉到也就可以了。在《云锦随笔》一书中记载了这样一个故事：日本在德川幕府时代，曾经出现过一个长寿的家族，在这个家族中，年龄最长的男主人已174岁，他的妻子173岁，儿子153岁，孙子105岁。有人问他们家人为什么能够这么长寿。家人说，其实很简单，就是在每月月初，用连续八天的时间来灸足三里。这也说明了足三里对于人体保健的重要性。足三里穴的对于人体而言，其功能十分广泛，它是胃经的要穴。胃是人的一个重要脏器，因此，在平时经常针灸或按摩此穴，就能够补脾健胃、调理气血、增强免疫力，而且还能消除疲劳、延年益寿。

足三里对人体的功效，除了上述之外，还有以下这些：

一、可以减肥。足三里属于胃经最主要的穴位之一。倘若你吃得有点多，胃肠不容易消化或吃得不够，胃肠营养来源不足的时候，就可以在每天上午7～9点之间（这个时间段是胃经经气最旺盛的时候），按揉两条腿的足三里各15分钟左右。这样可以帮助胃肠蠕动，排出身体的毒素和过剩的营养，从而增强胃动力，让胃更好地吸收营养。这样，营养就被吸收转化成气血，滋养了身体。而那些毒素等则会被代谢出体外。

二、可以祛斑、去痘、止脱发。在人体中，足阳明胃经的路线会经过人体的头部、脸部、胸腹部和腿部，可说贯穿了整个人体。我们可以在每晚9点，按揉自己双腿的足三里各20分钟（此时三焦经经气最旺）这样对于促进气血循环有很大的好处，从而让胃经畅通无阻。在人体中，胃经是采纳气血和排毒的重要通道。如果胃经畅通了，那么它所主管的头发也就有了光泽和弹性，就有了气血的营养，也就不容易脱落和变白了。同时，按揉足三里也能让人的面部气血畅通，祛除色斑和痘痘。

三、补气血，不上火。如果我们在每天上午 9 ~ 11 点期间（脾经经气最旺盛），按揉自己左右腿的足三里各 20 分钟，对于补充身体的气血有很大的好处。特别是对于女性而言，容颜美丽，气色白里透着红润，要想保持这种健康的状态，就应该经常坚持按摩足三里。

四、抗衰老，悦容颜。《扁鹊心书》说："人于无病时，常灸关元、气海、命门、足三里，虽未得长生，亦可保有年寿也。"其实这句话就是说，我们在平时只要经常艾灸、按揉或敲打足三里，虽然达不到长生不老的效果，却可以让我们延缓衰老，推迟更年期、身体虚衰、病老体弱阶段的到来。

五、和三阴交联合按揉，功效强大。笔者有位朋友，今年 70 岁了，皮肤很好，脸上连一个老年斑都没有，脸皮也没有松弛，脸上只有几处浅浅的皱纹。在平时，他说话声音洪亮，中气十足，每次我们一起去外面爬山，他中途几乎都不休息，每次他都是第一个爬上山顶的。我的这位朋友之所以能在 70 岁的时候，还有这么强健的身体，就是因为他有一套自己的养生秘诀：首先，每天要保持愉快的心情，在饮食上一定要清淡一点，同时也要做适量的运动，每天都保证充足的睡眠。另外，每天坚持按揉三阴交也是必不可少的功课，每条腿的三阴交至少按揉或用经络锤敲打 10 分钟以上。

按揉穴位，贵在坚持，它虽然不能取得立竿见影的效果，但长期坚持下去，就会渐渐有好的效果。

对于每个人而言，从呱呱坠地起，足三里和三阴交这两个穴位就已经在我们身上了，其实这就相当于父母给我们的一笔抗衰老的巨额财产。因此我们应该好好利用。每天坚持按揉足三里、三阴交各 15 分钟以上，如果感觉用手指按揉比较累，还能用经络锤敲打，或者用筷子头按揉。

常揉三阴交，终身不变老

所谓三阴交就是指足部的三条阴经（足太阴脾经、足厥阴肝经、足少阴肾经）中气血物质在此处交汇。这个穴位有脾经提供的湿热之气，有肝经提供的水湿风气，有肾经提供的寒冷之气，因此被称为三阴交穴。

该穴位的具体位置在人的小腿内侧，脚踝骨的最高点往上三寸处（将手横着放，约四根手指横着的宽度）。对于养生保健而言，三阴交有哪些功效呢？

一、紧致脸部肌肉，使脸部不下垂

人在 40 岁以后，特别是女性，要想保持好的肌肤和容颜，除了饮食要规律之外，还要经常在晚上 9 点左右，三焦经当令之时，按揉左右腿的三阴交穴各 20 分钟，这样做可以健脾，因为三阴交是脾经的大补穴。

二、调月经，去斑，去皱，祛痘

在人体中，三阴交是脾、肝、肾三条经络相交汇形成的。其中，脾化生气血，统摄血液。肝藏血，肾精生气血。对于女性而言，只要气血足，月经也会正常，而一些女性经常出现的月经先期、月经后期、月经先后无定期或者不来月经等不良症状都会消失。另外，有些女性脸上长的斑、痘、皱纹，都与月经不调有很大的关系。因此，只要每天晚上 9 点—11 点之间，坚持按揉两条腿的三阴交，每个15分钟，长期坚持下去，对于调理月经、祛斑、祛痘、去皱就很好的作用。

三、保养子宫和卵巢

在人体中，任脉、督脉、冲脉这三条经脉的经气都起于子宫和卵巢。其中，任脉的主要作用是主管人体全身之血，督脉则主管人体全身之气，冲脉则为所有经脉的主管。每天下午的5点—7点是肾经当令之时，在这个时间段中，我们可以用力按揉每条腿的三阴交各15分钟左右。这样可以促进任脉、督脉、冲脉的畅通，对于保养子宫和卵巢具有良好的作用。对于女性而言，只要气血畅通，就能够保持健康的肤色，而且睡眠也会踏实，皮肤和肌肉就能保持弹性和活力。

心烦失眠发脾气，腿疗帮你过更年

一、巧用腿疗，辨证施治

治疗更年期综合征，有一种安全可靠的中医疗法——腿疗法。这种方法主要是通过反射性影响中枢神经，让神经功能正常化，缓解症状，从而加快机体的适应过程。

在通常情况下，我们可以根据不同的症状，采取不同的腿疗方法：

1. 疏肝解郁。

一些更年期综合征，是因为肝郁气滞、肝气不舒造成的，所以通过疏肝解郁、和肝理气，就能够达到治疗的效果。

需要的药物：柴胡、生栀子、木瓜、当归各30克。

穴位：阳陵泉、阴陵泉、太冲。

明代医家朱丹溪曾经说过："气血冲和，万病不生，一有抑郁，诸病生焉。人身百病皆生于郁。"由此可见，气郁是百病之源。在人体中，太冲穴是足厥阴肝经的原穴，它是为肝理气的重要穴位。该穴位在脚背上第一趾和第二趾结合的地方向后，在足背最高点前的凹陷处。对于那些平时容易着急、脾气比较暴躁的人而言，一定要重视肝经上的太冲穴。只要每天坚持用手指按揉太冲穴，当出现明显的酸胀感即可停止，这样用不了一个月，就能让自己的病情明显好转。

笔者的一位女患者，是一家企业的中层干部，平时工作很忙，下班回到家里也有很多事情。因此她看上去总是心事重重，而且经常容易对同事和家人发脾气。特别是这一两年，情况越来越严重，她觉得自己每天都很烦躁，还经常失眠、心慌，工作也不想干了。其实，这位患者就是典型的肝气郁结、气滞血瘀的病人。笔者对她的情况进行了了解之后，采用疏肝理气药物让她腿浴，而且给她做一些腿足部的按摩。大约经过一个月的治疗，她的病情已经逐渐减轻。

阳陵泉穴：此穴位在腓骨小头前下凹陷中，我们可以用拇指进行按揉，按摩时间控制在3分钟之内即可。

阴陵泉穴：该穴位在小腿内侧，胫骨内侧髁后下方凹陷处。它是足太阴脾经的合穴，也可以用拇指来按揉，时间控制在3分钟之内即可。

2. 补肾益精。

对于肝肾阴虚的患者，我们可以从补益入手对其进行治疗。

需要的药物：附子、菟丝子、肉桂、枸杞各 30 克。

穴位：交信、复溜。

一位中学女教师，因为带毕业班，所以工作比较忙。有段时间，她因为熬夜疲劳过度，一度出现心悸、失眠、乏力、头晕、耳鸣、腰酸等多种症状，渐渐地，她的注意力也不容易不集中了，爱发脾气，严重时甚至会出现窒息，因此一度都没法正常上班了。后来她去医院做全身检查，可是并没发现有什么异常。她找到笔者，笔者根据她描述的情况，诊断为更年期综合征。于是，便给她选用了滋补肾阴阳和补脾安神的药物先进行外洗，再加上一些脾经和肾经穴位手法进行治疗，经过几次治疗，这位老师的症状已经开始减轻。连续治疗了两个月左右，她又走上了自己的工作岗位。坚持做腿疗，也让她平稳度过了更年期。

交信穴位于小腿内侧，太溪穴正上方 2 寸，复溜穴前 0.5 寸，胫骨内侧缘的后方，按揉该穴位的时候可以用拇指，按揉的力度应该适当，时间 1 分钟左右即可。

复溜穴是补肾益精的重要穴位，在小腿内侧，太溪正上 2 寸的地方，跟腱的前方。我们可以用拇指进行按揉，按揉的力度应该适当，时间 1 分钟左右即可。

"老眼昏花"有对策，简单易行三招妙

在人体中，小腿就相当于人体的环卫工人。在人口多达上千万的大城

市中，每天会产生成千上万吨垃圾，如果没有环卫工人的辛苦工作，这座城市将无法居住。同样的道理，人体每天都在新陈代新，会产生大量的废物，也有外部、内部产生的毒素，这些都需要及时排出体外。

人体排出的废物和毒素的主要渠道有三条：出汗、大便、小便。腿浴能够让人发汗；按摩足底的肾、膀胱、输尿管等反射区，能够增强人体的肾脏滤过功能；刺激足三里、丰隆穴等，就能够让大便通畅。这三种具体的方法，能够帮助人体将废物和毒素顺利排出体外。

在日常生活中，我们都知道尿毒症这种病，这种疾病之所以产生，是因为患者的肾滤过功能大大降低，就不能将体内的毒素完全排出体外，经肾排出的毒素在体内形成了大量淤积，从而导致一系列病症。目前，该病除去换肾和透析外，还没有其他更好的办法。但笔者通过多年的临床实践和观察，发现通过腿疗的方法可以减少透析的次数，并能减轻其副作用。笔者有一位李姓的患者，60岁了，患尿毒症已经五六年，每周都要做好几次透析，在两次透析的间隔期还经常会出现身体瘙痒、恶心头晕等症状。后来她来笔者这里进行了腿疗。经过笔者3个月的精心治疗，她的症状已经减轻了很多，不但每周透析的次数减少了，而且瘙痒、恶心头晕的症状也减少了，身体的疲劳感也没有当初那么严重了。

这就是通过腿疗的发汗作用，渐渐将体内的毒素通过毛孔排出了体外。

在日常生活中，有很多年轻人对自己的眼睛的保护一点也不到位，有的孩子刚上初中眼睛就近视了。而绝大多数中老年人，也普遍存在"老眼昏花"的症状。在这里，笔者向大家介绍一种简单易行眼睛保护法：

采用菊花水泡腿脚，先取菊花30克，煎煮15分钟后放在盆或桶里，水量应该浸过小腿的三分之二。浸泡时间为20～30分钟，感到背部稍微出汗即可。每周泡2~3次为宜。

另外，在进行腿疗的过程中，还有以下事项值得注意：

1. 在腿疗操作过程中，患者应该饮用300~500毫升温开水或茶水，这样做是为了及时补充体液，增加血的容量，也便于代谢废物的排出。对于小孩或者老年人而言，他们的饮水量可以酌减。

2. 在药浴的过程中，一定要注意水的温度要在自己能承受的范围内，同时浸泡中感觉自己的身体上微微出汗就可以停止了，不可大汗淋漓，以防虚脱。

3. 如果患者有严重的心、肺、肝、肾疾病及脑血管病变，则应该慎用药浴法。如果还要进行一次手法操作，应选用轻刺激手法同时要缩短操作时间。

4. 妊娠期的妇女不可使用腿疗法。因为腿疗容易加速血液循环，有可能导致胎儿供血不足而流产。女性在月经期间也最好不用这种方法，以防止血液循环加快，导致子宫大出血。

5. 应避免在骨骼突出、皮下组织较少的部位进行力度较大的按摩，以防损伤骨膜、皮下出血、出现瘀血肿胀的情况。

6. 对于传染性皮肤病、皮肤烫伤或外伤患者、严重骨性病变（如骨结核等）患者，也不适用本法。

7. 出血性疾病、败血症及严重血栓患者应该慎用这种疗法。

8. 在治疗过程中，可能会产生一些短暂的不适，这些属于正常现象，不必中断按摩治疗。

9. 实施按摩时，如果在患者足部、小腿上触到阳性反应物，一定不要用力去按压，而应进行多次按摩，直至其消失。

10. 在按摩的过程中，应避免患者的双下肢受寒，以防邪从皮入而致病。按摩结束后应注意双足的保暖。

11. 按摩治疗结束后，操作者不能立即用冷水洗手，否则在冷水的刺激下容易患上关节炎及骨性关节病。

闭经提前，足部按摩有办法

对于女性而言，闭经对她们的健康危害非常大，它也在一定程度上预示着一些疾病即将侵袭身体。因此女性朋友平时应该多注意一些月经周期的变化，以便及早预防闭经，从而推后更年期的提早到来。如果得了闭经，该怎么治疗呢？下面笔者就给大家介绍几种治疗闭经的方法。

一、按摩部位

1. 足底部反射区：主要包括头部、小脑及脑干、脑垂体、甲状旁腺、腹腔神经丛、肝、胆囊、心、脾、肾、膀胱、输尿管、胃、胰、十二指肠、盲肠（阑尾）、回盲瓣、横结肠、升结肠、降结肠、乙状结肠及直肠、小肠、肛门、生殖腺。

2. 足内侧反射区：主要包括颈椎、胸椎、腰椎、骶骨、尿道及阴道、前列腺或子宫。

3. 足外侧反射区：主要包括下腹部、生殖腺。

4. 足背部反射区：主要包括腹股沟管、上身淋巴结、下身淋巴结、膈。

二、常用手按摩法

1. 足底部反射区：拇指指端点法、食指指间关节点法、拇指关节刮法、食指关节刮法、双指关节刮法、拳刮法、按法、拇指推法、擦法、拳面叩击法等。

2. 足内侧反射区：食指外侧缘刮法、按法、拇指推法。

3. 足外侧反射区：食指外侧缘刮法、按法、拇指推法、叩击法等。

4. 足背部反射区：拇指指端点法、食指指间关节点法、分法等。

对于女性朋友而言，上述按摩治疗闭经的方法，一定要坚持去做。因为足部是人体中穴位比较多的部位，经常按照上面的方式来按摩足部，不但能够促进血液循环，还能够治疗闭经症状，延缓更年期的提前到来。

第七章

生生不息，
生活中的腿脚养生智慧

古人盘腿坐，养生好方法

夏季，对于老年人而言，除了早晚可以出去活动一下。其他时候是否可以做些活动呢？特别是对于有关节痛的中老年人朋友，是否可以在其他时间做些对治疗关节痛有好处的运动呢？当然可以，最简单的运动方法就是盘腿坐！这种方式有什么好处？它能够调节人的呼吸和治疗关节痛。

盘腿坐能够改善腿部、踝部、髋部的柔韧性，从而让两腿、两髋变得柔软。而且盘腿坐拉近了下肢和心脏的距离，减少和放慢了下半身的血液循环。在总的血液循环流量没有发生变化的情况下（因为心脏是供血器官，它的跳动不会因为我们盘腿坐减缓），促进了人体上半身特别是胸腔和脑部的血液循环。通常情况下，盘腿坐主要有两种方式：莲花盘和散盘。散盘法是最简单的一种：只需将两脚盘向旁边大腿那里即可，双腿尽量贴在垫子上。

对于刚开始练习盘腿坐的中老年朋友而言，腿一定要尽量贴在垫子上。这里需要注意的是，盘腿坐的时候我们必须用垫子，因为直接坐于地上，地上的凉气就会侵入踝关节。另外，大腿尽量贴在垫子上，这样有助于坐得更稳、更直、更舒服。接下来需要注意的就是盘腿坐的时间问题。在刚开始练习的时候，因为还不是很适应，就可以每隔十分钟左右休息一下，然后再继续盘腿坐。对于初次学习盘腿坐的中老年朋友而言，散盘比较容易，因此应该从散盘坐练习开始。

盘腿坐通常时间不要太长，因为坐得时间太长会两腿麻木。因此一定要注意休息。

盘腿打坐在佛教中是非常常见的一种动作，在现如今的生活中，我们通过盘腿打坐也能够达到强身健体的作用。佛教养生指出，盘腿打坐是很好的养生妙法，因此朋友们可以在日常生活中多加练习，渐渐就可以掌握这种打坐的方法和秘诀。但在练习时一定要注意一定的原则，这样才能达到最佳的效果。

传统的体育健身中，人们很注重"四两拨千斤"，也就是说，在锻炼的时候要遵照身体的运化规律，利用巧劲儿来锻炼。而盘腿打坐也用的是巧劲儿。当你站着的时候，全身气血都处于松懈状态，而如果我们开始打坐，就等于锁住了下焦，这样便能更好地疏通下焦和腿部的经脉，从而让精气上行入脑，以精补脑。与此同时，身体的气机都游转于上方，这样也对身体小周天的运化是有利的。在古代，人们就悟出了这个道理，因此他们的坐姿都非常讲究。古代的女子坐的时候通常都是采取盘腿法，或是跪坐法（坐在脚后跟上）。在中国所有的功夫中，盘腿打坐都属于基本功，它可以锁住身体的精气，让精气上升并能集中。因此，在养生中，我们不要忽视这个妙法。只要有时间的话，就要多加练习。

在刚开始练习的时候，双盘有一定的难度，而且身体的柔韧度不够，很难坐得端正；经过一定的训练之后，就可以慢慢调整好坐姿，盘住双腿。

"春捂"的关键，在于腿和脚

在我国古代，医学家们就提出了"春捂"的说法，也就是说春天到后不着急减衣。站在中医的角度去看，"春捂"是很有道理的：它既可以顺应阳气生发的养生需要，也能预防疾病，是自我保健的良方。

在当代，人们也早已认识到，春季不宜早早脱去棉衣，因为这样容易受寒，寒则伤肺，而且易发生流行性感冒、急性支气管炎、肺炎等病。而且春天还是流脑、麻疹、腮腺炎等疾病的多发季节。虽然这些疾病的发生与细菌、病毒感染有关，但感染后发病与否在很大程度上和个人的体质、起居调整有关系。如果"春捂"适当，则可以减少发病的机会。

"春捂"应该捂哪里呢？事实上，最重点的就是腿和脚。因为腿和脚在人体下半部，而下半部因为距离心脏比较远，血液的循环要比上身差，容易遭到风寒侵袭，特别是老弱病残人群，他们极易换上关节病、心血管疾病等。

近年来，专家们对"春捂"有了更科学、更具体的研究，而且还为大家提供了一些供人们在实践中便于操作的方法和数据。

首先，要学会把握时机，要在冷空气到来前一两天就开始做预备。

研究发现，许多疾病的发病高峰与冷空气南下和降温持续的时间密切相关。比如感冒、消化不良，早在冷空气到来之前就捷足先登。而青光眼、心肌梗死、中风等疾病在冷空气过境时也会骤然增加。因此，"捂"的最佳时机，应该在气象台预报的冷空气到来之前一两个小时，如果晚了就发挥不了什么作用了。

2. 把握气温：15℃是"春捂"的临界温度。

对多数老年人或体弱多病而需要"春捂"的人来说，外界气温在15℃以下，就可以捂，否则相反。

3. 注意温差：日夜温差大于8℃是捂的信号。

春天的气温变化通常比较快，可能昨天还春风和煦，春暖花开，而今天就可能寒流来袭。因此，一定要注意，如果日夜温差大于8℃时，就要"捂"。

4. 持续时间：1～2周恰到好处。

捂着的衣衫，随着气温的上升当然要减下来。但如果减得太快，也不合适，而且容易感冒。一般情况下，在气温回升后，得再捂7天左右，你的身体才能逐渐适应，而体弱者或高龄老人得捂14天以上。

运动后如何按摩腿部

在日常生活中，当我们运动之后，其实也应该做一些按摩。因为此时人体的一些穴位都处于"开放"，按摩的效果会比较好。

淋巴按摩：首先将腿部弯曲，呈90度，然后将右手的食指、中指、无名指并在一起，把这三指放到膝盖正后方的关节处，用力按压，大约按压3～5分钟，这种方法可以帮助排水、消除水肿！因为膝盖后方有很多淋巴结，所以我们如果有空，就可以多按按，刺激淋巴，帮助血液循环。

足三里穴按摩

位置：

先将腿伸直，找到膝盖外侧的一个凹洞，然后从凹洞往下3寸（约三指并拢宽度），靠近小腿骨外侧的凹陷处就是足三里穴位。

按压方法：

先缓缓吐气，然后用手指指腹或指节用力按压这个穴道6秒钟，再松开，如此重复做20次即可。

承山穴按摩

位置：

踮起脚尖时，我们可以发现自己的小腿肚上有一块肌肉隆起，在这块肌肉正下方的凹陷处就是承山穴，此处按起来会有酸酸的感觉。

按压方法：

用拇指点按，按压时应该配合吐气，而且持续按压穴位5秒，然后慢慢松开，并配合吸气，休息2～5秒后再继续按压，重复做10次即可。

效果：

消除水肿，将体内的废物排出体外、美化小腿曲线。

昆仑穴按摩

位置：

该穴位位于脚踝外侧的后方，外踝尖与跟阿基里斯腱之间的凹陷处。

按压方法：

一边缓缓吐气一边按压，每次按压6秒钟，重复做10次即可。按完穴道之后,应该喝杯温开水。

效果:

缓解小腿肿胀,促进血液循环,美化腿部线条。

小腿抽筋,如何应对

在民间,小腿抽筋也被称之为腿肚子抽筋。在医学上,它被称之为腓痉挛。小腿抽筋不论是发生在什么时候,夜间、游泳或者在其他活动的时候,产生的基本原因都是因为腓肠肌过度疲劳,或者掌管消除疲劳作用的肝脏功能降低而导致的。人在大量的运动中,因为走路比较多,自然会造成腿脚疲劳。因此夜间或白天如果在运动中出现了小腿抽筋,其实是比较正常的,不要为此担心。

小腿抽筋时剧痛难忍,但这种情况如果不去医院治疗也可以慢慢自愈。但是持续疼痛和反复抽筋的时间如果比较长的话,就会对人体机体造成比较大的痛苦。因此,下面我们给大家介绍几种比较简单的操作方法,让你更好地应对腿抽筋。

方法一:

坐在床上,将抽筋的那条腿伸直,用手紧握前脚掌,忍着剧痛,向外侧旋转抽筋那条腿的踝关节,这样剧痛就会减轻很多。需要注意的是,在旋转的过程中,动作要连贯,要一口气转完一周,旋转中间不能停顿。旋转时,如是左腿,则向逆时针方向旋转;如是右腿,则按顺时针方向旋转。

如有人帮助你旋转，因为对方和你面对面，所以施治者要注意旋转方向不要弄错。另外，在旋转的时候，应该将足向外侧一扳，然后折向大腿方向并旋转一周，要用力一点，让脚掌上翘达到最大限度。

方法二：

按压腓肠肌头神经根。在我们的膝关节内侧，国窝两边（或膝窝下边），有一个地方是腓肠肌头的附着点，通往腓肠肌的神经根干就在这里。当小腿抽筋时，我们就可以用大拇指摸索国窝两边硬而突起的肌肉的主根，接下来再用按压此处，这样人体兴奋的神经就会逐渐镇静下来，抽筋也会停止，剧痛也随之消失。

上述方法效果都比较好。如果在游泳时抽筋，采用上面的两种方法去止痛的话，在操作手法上有一定困难。因此，游泳时抽筋，我们仍采用手使劲往身体方向扳脚趾的方法。

在扳脚趾的时候，大腿应该尽量向前伸直，而且脚跟也应该向前蹬。在实际中往往扳一次不易见效，所以应该反复进行，直到疼痛的症状缓解为止。当然，还需要注意的是，每扳一次，必须先深吸一口气。如果我们要预防潜入水中之后小腿抽筋，其实也有一个比较简单的方法：活动前、活动中稍微休息一下，当活动后、游泳下水前和睡前分别按摩小腿肚子即能达到效果。

另外，对于一些经常游泳的人而言，为了防止抽筋，还可将生姜捣烂，连渣带汁一起涂擦小腿肚子，然后再进行按摩即可。这种方法的效果还是挺理想的。

常跷"二郎腿"，小心会患疾病

我们在日常生活中，经常看到一些人有跷"二郎腿"的习惯。而从健康角度看，这种习惯并不值得提倡，因为长期这样可能"跷"出一些疾病来。那么，长期跷"二郎腿"都有哪些危害呢？

一、下肢静脉曲张

跷"二郎腿"时，人的膝盖会受到一定的压迫，从而会让自己的下肢血液循环受到影响。如果两腿长时间保持一个姿势不动，血液运行受阻，就容易引发腿部静脉曲张或栓塞。严重的时候甚至会出现腿部青筋暴突、溃疡、静脉炎、神经痛等。另外，一些人可能会因腓总神经长时间受压缺血，从而导致运动和感觉功能受损，可出现下肢麻木、酸痛，甚至突然不能行走等症状。

二、脊柱变形和腰背痛

人体的正常脊椎从侧面看是呈"S"形的，这种形状对于人体而言是非常有利的，因为它有助于支撑人体骨架。而常跷"二郎腿"的人，他的脊椎有可能变成弧形状（"C"字形），因为常跷"二郎腿"会造成腰椎与胸椎压力分布不均，这样就会引起脊柱变形，有的甚至会导致腰椎间盘突出，形成慢性腰背痛。因此，经常跷"二郎腿"，还会让颈椎病、腰肌劳损这两种疾病症状加重。对于正在生长发育的青少年而言，如果他们常跷"二郎腿"，则容易形成驼背和脊柱弯曲。

三、诱发心脑血管病

跷"二郎腿"会造成人体血液上行不畅，从而使回流心脏和大脑的血液量减少或速度减慢。这种情况必然会影响大脑和心脏功能，也容易诱发高血压、心脏病等病症，特别是有心脑血管病的老人，更应该引起注意。糖尿病患者因为循环功能差，如果久跷"二郎腿"，也可能导致病情加重。

四、影响精子生成

对于男性而言，睾丸维持相对偏低的温度有助于精子生成。如果睾丸高温，就会阻碍精子的生成和存活。跷"二郎腿"时，因为下身双腿叠压不透气，所以生殖器官周围的温度就会升高，尤其是在夏季，男性下身如果闷潮不透气，就容易导致精液质量下降，进而会影响生育。相关机构曾经做过一项调查，结果显示，10个不育症的男性患者中，3～4个就有跷"二郎腿"的习惯。

五、加重前列腺疾病

如果前列腺肥大患者长时间跷"二郎腿"，就会让盆底肌肉受到压迫，从而造成前列腺向尿道管扩张，让尿道受到压迫，引起排尿困难，严重者甚至导致闭尿。跷"二郎腿"还会让前列腺局部的微循环受到影响，让前列腺腺管排泄不畅，这就有可能使慢性前列腺炎加重。因此，我们在平时应该注意，尽量不跷"二郎腿"。

六、引起阴道炎等妇科病

对于女性而言，跷二郎腿也会导致身体局部温度升高，让会阴处形成温暖潮湿的环境，这样就容易引起致病菌大量繁殖，从而引发外阴炎或者阴道炎。因为久跷"二郎腿"，容易让盆腔内的气血循环受到影响，引起附件发炎。一旦病原体经生殖道上行感染并扩散，这就有可能影响整个盆腔。另外，对于一些有痛经史的女性而言，如果常跷"二郎腿"，她的痛经症状也会加重。

因此，对于长期久坐着的人，或者有上述慢性疾病的人而言，最好不翘或者应该少跷"二郎腿"。对于很多人而言，跷"二郎腿"的习惯可能一时改不过来，但我们也要有意识的控制跷腿的时间，切忌两腿交叉过紧，过几分钟应该变换一种坐姿，或一段时间后，应该站起来多走动一下。

每天按摩脚心，祛除百病好方法

按摩脚心对我们的身体健康有很大的作用，可以增强血脉运行、调理脏腑、舒通经络，也能增强新陈代谢，从而达到强身健体，祛除病邪的目的。据考证，北宋大文学家苏东坡在年逾花甲的时候，仍然有很旺盛的精力，其非常重要的原因之一就是他经常坚持按摩脚心。

在人的脚上，有很多血管和穴位。脚心的一个很重要的穴位是涌泉穴，它是足少阴肾经的起点。如果我们平时坚持按摩这个穴位，就可以达到滋阴补肾、颐养五脏六腑的作用，同时还具有"治善忘、安神、醒脑、通关开窍和固真气"等功效。

如果老年人平时经常按摩还可以防止腿脚麻木、治疗行动无力，脚心凉冷等病症。

在平时按摩脚心时，我们还应该多动脚趾。中医学认为，大脚趾是肝、肺两经的通路。只要多活动大脚趾，就能够舒肝健脾，增进食欲，同时对肝脾肿大也有一定的疗效。脚的第四趾属胆经，按摩它可以防便秘、肋骨痛。另外，常按摩脚心、脚趾，还对以下病症有比较好的作用：对神经衰弱、顽固性膝踝关节麻木痉挛、肾虚、腰酸腿软、精神性阳痿、失眠、慢性支气管炎、周期性偏头痛及肾功能紊乱等都有一定的疗效或辅助治疗作用。

当然在按摩的时候一定要手法正确，否则就不容易达到祛病健身的目的。我们可以每晚用热水洗脚后坐在床边，然后将腿屈膝抬起，放在另一条腿上，脚心歪向内侧，按摩左脚心时用右手，按摩右脚心时用左手，应该进行转圈按摩，直到局部发红、发热即可。

另外，对于老年人而言，也有一套比较适合他们的方法：比如可在睡前或醒后用热水洗脚，擦干，坐在床上，然后先用左手握住左脚趾，再用右手拇指或中指指腹按摩左脚涌泉穴足掌心前1/3凹陷处36次；换用左手手指按摩右脚涌泉穴36次，这样反复进行2～3次即可。

由此可见，经常搓脚心对我们的身体健康有很大的好处，对于身体的保健也非常有利，特别是对于老年人而言，他们的血液循环比较慢，通过揉搓脚心，就能有效地改善血液循环，降火补肾。

简易小动作,呵护腿部健康

对于我们而言,腿部的保健其实是非常重要的,腿部有着许多和身体的重要部位关联的穴位,下面介绍几种简单的腿部保健动作,自己在家就能轻松完成。

一、甩腿

可以手扶树或扶墙,先向前甩动小腿,让脚尖向前、向上翘起,接下来再向后甩动小腿,让脚尖用力向后,脚面绷直,腿也应该伸直。然后两条腿轮换甩动,每次甩 80 到 100 下即可,这种方法可以预防半身不遂、下肢萎缩、小腿抽筋等症。

二、干洗脚

用双手紧抱一侧大腿根,然后稍用力从大腿根一直向下按摩,直至足踝。然后又从足踝往回按摩至大腿根。做完一条腿后用同样的方法再按摩另一条腿。每条腿轮流做,共做 10 至 20 遍即可。这样能让你的关节灵活,腿肌力增强,也可以预防小腿静脉曲张、下肢水肿及肌肉萎缩等疾病。

三、揉腿肚

先用两手掌紧扶小腿,旋转揉动,每次需要揉动 20 至 30 次,然后两腿交换揉动 6 次。这种方法能疏通血脉、加强腿的力量，也能防止腿脚酸痛和乏力等疾病和症状。

四、暖足

这种方法就是每晚用热水泡脚，从而让全身血液流通，对于身心健康非常有利，而且还对心绞痛的发作有一定的预防作用。

五、扭膝

首先，应该两足平行靠拢，屈膝微向下蹲并将双手放在膝盖上，先顺时针扭动二三十次，然后再逆时针扭动二三十次。这种方法能疏通血脉，对于下肢乏力、膝关节疼痛等症有比较好的疗效。

六、搓脚

此法应该先将两手掌搓热，然后用手去搓两脚各 100 次。采用该方法可以滋肾水、降虚火、舒肝明目，还能防治高血压、眩晕、耳鸣、失眠、足部萎缩酸疼、麻木浮肿等疾病。

光脚走路的好处

除了光脚走路和跑步，笔者再给大家介绍一些光脚养生的小招数，这些方法简单又实用，效果不错！

一、美肤祛斑：丝瓜络摩擦脚心

我们可以通过适当地刺激脚底，从而可以刺激到肾上腺，促使肾上腺分泌激素，这样皮肤细胞的活力也能得到激发，可以增强其新陈代谢，减少色素沉淀，让人的肌肤变得白皙而富有弹性。

这种脚心美容法非常简便，可以在每天洗脚后，用丝瓜络等天然植物用力摩擦脚心，也可在临睡前两脚互相摩擦脚心，发热即可停止。

二、减肥排毒：边看电视边踩黄豆

此法对于初试者而言非常合适，可以在沙发前面开辟一小块地带，再铺上黄豆，然后每天看电视的同时光脚在上面踩 15 分钟即可，因为黄豆的大小很适中，对穴位的刺激也比较温和，这样可以相对轻缓地促进体内的新陈代谢，让排毒和燃脂双管齐下。需要注意的是，当你太饿或者太饱的时候最好不要做，做完后应该立刻喝杯水，这样才会及时将体内的毒素排出去。

三、关节更灵活：练习踮脚走路

我们可以分别用脚尖、脚跟、脚内侧、脚外侧走路，这种方法能锻炼到小腿不同部位的肌肉，从而增强肌肉的力量与关节的稳定性，在做这种练习的时候，一定要小心，防止出现踝关节扭伤的情况。可以在练习的时候先扶着一些东西，熟练后再慢慢放开。

四、加强肠胃功能：多活动脚趾

中医认为，胃经通过脚的第二趾和第三趾之间，管脾胃的内庭穴也在脚趾的部位。因此如果你的胃肠功能不够健全，就可以试试经常锻炼脚趾，比如练习脚趾抓地，或者用二趾和三趾夹东西，这样做就可以对经络形成刺激。坚持下去，胃肠功能就会逐渐增强，以前的消化不良、便秘或腹泻等症状也会逐渐得到改善。

五、缓解腰酸背痛：光脚滚网球

在人体中，虽然背和脚看上去距离比较远，但足底肌膜、小腿肌肉与背部及颈部肌膜都是相互关联的，如果你经常感到腰酸背痛，就可以试试这种方法：把网球或者高尔夫球放在脚底，从脚趾到足跟缓慢滚动二至三分钟，其实这就相当于按摩，能让背部肌肉紧张和疼痛的症状得到缓解。

第八章

动动腿脚，
体验健康的生活

预防疾病，就要多动腿脚

每个人都想让自己的身体保持健康，但是怎样来保证自己的健康？答案就是要多锻炼。有些人已经参加了一些健身班，开始了一系列适合自己的健身活动，但是去健身房一方面有时间限制，比如你想运动的时候健身房还没开始营业或已经下班关门，另一方面就是费用比较高，所以还不如换上自己的运动装，开始自由的锻炼身体。其实健身房并不是唯一锻炼身体的场所，想要保持健康，最方便实施运动便是走路。

走路就是不跑不跳，只是单纯的走路而已。若是想要保持自己健康，最好每天坚持走路半个小时左右，这样的运动方式虽然在短时间内看不见明显的效果，但若是长时间坚持，效果就会很明显。走路也是预防疾病的方式之一。

一、走路可以预防心脏病

每个人都害怕自己患上心脏病，根据中医临床验证，一周内能够步行三个小时以上的人，患心脏病的概率会大大下降。

二、走路能够降低高血压

一般人们步入了中年，随着年龄的增长，血压也会慢慢升高，但是经常走路的人，身体内荷尔蒙分泌就会降低，因此也就减少了血压上升的机会。除此之外，走路还可以增加身体中牛胆酸的含量，而牛胆酸正是降血压的良药之一。

三、走路可以避免老年痴呆症的发生

中医上认为，中老年人更应该经常走路锻炼身体，如果是60岁以上的老人，每天能够步行45分钟以上，就会使全身的血液活动起来，血液的循环就会变得更加的畅通，从而有效防止老年痴呆症的发生。

四、走路能够预防动脉硬化

现在人们的生活都越来越好了，饮食也丰富多样了，但是生活节奏也越来越快了，相比较而言，饮食也变得没有以前规律了。因此，不健康不规律的饮食习惯，就大大地增加了身体中胆固醇的含量，同时也增大了诱发心肌梗死的发生概率。如果我们每天坚持走路20分钟，就会燃烧身体中的脂肪，从而就会降低胆固醇的含量。

五、走路能够预防糖尿病

中老年人最担心的就是糖尿病的发生，而患这种病的根本原因就是饮食过量，缺乏运动。其实走路就能将身体中的葡萄糖消耗，降低身体中的糖的含量，所以多走路就会降低糖尿病的发生率。

六、走路可以防止乳癌和直肠癌的发生

老中医曾经做过临床研究，如果一周之内能够运动七个小时以上，那么患乳腺癌的概率就会大大降低，所以最有效的运动，就是走路。同样也

证实了，若是经常走路，那么就会大大减少患直肠癌的概率，因为走路能够有效地排除身体中的废物，保证肠道的健康。

七、走路可以有效预防骨质疏松

我们在走路的时候，不仅能够锻炼自己的肌肉，还能够保持骨骼的健康。中医研究认为，女人在年轻的时候若是能够经常有规律的走路，那么骨骼会摄入更多的钙质，因此到中老年时就能够有效的防治骨质疏松。

八、走路可以减弱关节的发病率

近年来患有严重的骨关节病症的人越来越多，其中最多的就是膝关节耗损严重。走路就可以有效地加强膝关节周围的肌肉，从而减轻关节炎的疼痛感。不过，在运动的时候最好是隔天运动，这样能够让自己的关节有一个休息的机会。

九、经常走路可以减轻抑郁

走路可以有效缓解自己的心情，那么有规律的走路能不能抵制大脑所产生的抑郁呢？有专家根据临床实验发现，一般抑制抑郁的药物能够很快止住病情，但是几个月以后，病情就会复发，那么这时候病人就会比以前更加痛苦。因此走路可以有效缓解抑郁患者的心情，稳定他们的情绪。

走路成为治疗疾病的最好药物。因为这样既健康又省钱，并且是天然的自身的运动，更不会产生副作用。适当的运动还不会使自己的身体有负担。所以说，走路是治疗我们身心疾病最好的方式。

现在的社会，人们的生活越来越好，私家车也越来越普及，即使没有私家车，公交车也能够延伸到农村小巷里，人们的生活出行大都采用交通工具，走路的机会也越来越少了，所以，现在的患病概率也是越来越多，因此大家要保持自己的身体健康，最好远离那些省时省力的交通工具，多用自己的双脚，经常活动，就会使自己的身体更加健康。

多走路，保护心脏健康

中医界通过研究指出，心脏病的死亡率要远远大于其他疾病的死亡率。并且这种现象是普遍存在的，并不是只存在于某一个地区。

医学研究表明，心脏病患者的主要原因和肥胖有关，如果一个人的体重超标，那么这个人将来患有心脏病的概率就会大大升高。多年以来，心脏病一直都是大家关注的第一病情，但是医学界也表明，如果我们正保持健康积极的生活方式，那么也能够抑制心脏病的发生。

若是身体过于肥胖固然是影响身体健康的，注意这里说的是过于肥胖，一般稍微超重点的也不用过于担心，不要刻意的重视自己的体重，毕竟在现在的科学研究中，没有说肥胖者一定就是不健康的，同样也没有说消瘦的人就一定是健康的。但是大家之所以会有这样的观念，往往是因为消瘦的人更喜欢运动，饮食也比较有规律，他们的生活方式更加健康，所以患病的概率就会大大减少。若是一个人很瘦，但是不喜欢运动，饮食也没有规律，那么她的身心不一定是健康的。相反，若是一个人喜欢运动并且经常的运动，即使是肥胖的人身体也可能是非常健康的。

生命在于运动。喜欢运动的人一般就会有一个强健的体魄，不运动的人就会越来越不健康。

有一个曾经治疗过五千多位心脏病患者的医生证实，若是每周都参加体育锻炼，那么就会大大减少死亡率。

轻快的走路是非常健康的走路方式，这样说是有科学依据的，因为心脏也是一块肉，在任何时候我们都要加强血液的流动，而轻快地走路就对增强血液的流通性有很好的作用，于是会让我们的心脏更加健康。不仅如此，有规律的走路还能让体内的血糖降低，从而减少动脉的压力。另外，走路还能让人体血液中的蛋白质浓度增强，这样就能防止血液黏稠度上升，从而保证血液的正常流通，有效防止脑血栓的发生。这样人的心脏也就会更加健康。

对于中老年人而言，最好的运动方式就是走路。如果每天能坚持走路一个小时，就可以逐渐提高自己的抵抗力，同时对于有效防治心脏病也有一定的作用。

中医临床研究显示，中年女性中患有心脏病的人比较多，但是也有一部分人的身体健康状况非常好。主要是因为他们有良好的生活习惯，坚持锻炼身体，从而增强了自己的抵抗力，也就会大大降低患心脏病的风险。

因此，我们不要害怕心脏病难治，也不要觉得心脏病有多么可怕。而应该在平时多注意防范。最简单的方法就是多锻炼，多走路。经常走路，经常锻炼要远远比吃保健品好得多。因此，我们应该每日坚持走一会儿，让心脏变得更有活力，身体也就会更加健康。拥有健康的身体，拥有健康的心脏，请从坚持走路开始。

走路——缓解压力的好方式

当前,特别是一些年轻人的生活、工作压力比较大,在这样的情况下,身心健康问题最容易受到威胁。所以,我们就应该学会通过适当的运动来缓解自己的压力。

可以让自己舒缓压力的运动很多,其中走路就是一种很好的方式。走路不但不用花钱而且还是非常健康的疗法。走路疗法通常有如下功效:

一、能够调整大脑兴奋中枢

大脑是人体的最高指挥中枢,它是一个非常复杂的器官,对于不同的事情会有不同的反应,如果一个人将自己的注意力长期集中在一件事情上,就可能让大脑在这一区域的能力下降,这样大脑的活性就会失调,于是人们对于事物的反应能力也就逐渐降低了。而走路可以提高大脑的活性,让大脑能够得到充分休息,从而维持大脑的正常运作。

二、走路可以使中枢系统维持在良性的状态

人在运动过程中,神经中枢可以分泌一些激素,这些激素对调节大脑的活性有一定的作用,从而对人体产生积极的影响,这样人体就能处在积极的状态中。因此,经常走路,能让神经系统保持良好的状态。

三、走路可以增加肌肉等器官的功能

在当前,很多人的脑力劳动要远远大于体力劳动。他们缺乏锻炼,身体机能也开始逐渐下降。因此,人体就会处在亚健康状态。而走路则可以比较好的调节身体的运动,是一种比较快捷的减压和锻炼身体的方式。

在日常生活中,有一些人患上了神经衰弱的病症。事实上,这种病症绝大多数是因为精神压力过大而引发的。因此,如果想治疗神经衰弱,仅仅靠吃一些药物显然还是很不够的,还要配合一些体育锻炼进行辅助治疗。这样才能够很好地缓解身心的压力,使自己的身体更加健康。

对于我们绝大多数人而言,走路是每个人每天都要经历的事情,虽然看似简单,但是如何正确地走路并不是每个人都明白的。在走路锻炼的过程中,走路的姿势和步伐也不容忽视。只有正确的走路方式才能够让你消除疲劳,缓解压力。所以,我们在平时走路的时候一定要注意以下几点:

1. 保持背部挺直,将前胸张开,保持正常呼吸。

2. 提臀,之所以这样做是为了更好的支持背部。

3. 走路的时候,应该先从臀部开始向外伸腿。

4. 可以将自己的脚尖微微点起来,这样效果会更好。

5. 要保持身体的每一个部位都处于放松状态,并且走路的时候呼吸要有节奏。

保持正确的走路姿势,不但能让自己的心情更加放松,也能锻炼身体,让疾病远离你。

走路可以抵御糖尿病

在我们身边，经常会看到一些糖尿病患者。很多人之所以患上了糖尿病，是因为他们体内的胰岛素分泌系统受到了损伤，造成胰岛素分泌过少，而胰岛素专门分解身体中的糖分的，含量不够就无法很好的分解糖分于是就造成了糖分的堆积，引发糖尿病。这样一来，身体的很多系统都会受到威胁，特别是对血管和神经系统的影响是非常大的。目前，我国的糖尿病患者人数已逐年上升。

糖尿病对人体的危害非常大，特别是该病容易引发多种并发症，比如，糖尿病高血压、糖尿病肾病、更严重的会发生冠心病、尿毒症等病症。

研究表明，肥胖是发生糖尿病的主要原因之一。虽然糖尿病没有传染性，但它和肥胖的关系却非常紧密，研究显示，肥胖的人患糖尿病的概率是正常人的三倍。因此，要预防糖尿病就要早作准备，要控制好自己的饮食和体重，不要让体重超标，给自己造成困扰。

要坚持锻炼，而糖尿病人又不能进行一些比较剧烈的运动。因此，每天能够轻松地走半个小时，这就非常好的锻炼方式，而且还不会对人体产生副作用。

医学研究显示，糖尿病患者如果一个人每天至少步行两小时，就可以大大降低并发症引起的死亡。因为每天步行两个小时，患者的心情会因外界的景物而得到放松，因此也对自己的病情减轻有一定的帮助。

可能有的人觉得走路能够降低血糖的说法不太可能。事实上，这并不是凭空乱说，而是有科学依据的。因为人们在走路的时候，可以将身体中的葡萄糖释放出去，让其得到充分转化，这样就大大降低了身体中血糖的含量。如果糖尿病患者在吃完饭后散散步，就能够将食物中的糖类进行分解，也就让自己的血糖保持了平稳。对于糖尿病患者而言，在锻炼的时候，要慢一些运动。而且还应该注意选一个比较适合运动的鞋子。

越来越多的研究表明，走路对于降低血糖而言是最好的方法之一。因此我们为了自己的健康，为了让自己远离糖尿病，要经常多锻炼，多活动腿脚，为自己的身体健康奠定基础。

走路，增强免疫力的良方

很多时候，在相同的条件下，有些人会生病，而有些人却不生病，这是什么原因呢？因为人们的免疫力是不同的。如果一个人免疫力低下，他就容易生病。

那么什么才是免疫力呢？

免疫力其实就是人体自身的一个防御疾病侵袭的体系，是人体识别和消灭外来侵入的任何异物（病毒、细菌等）；处理损伤、衰老、死亡、变性的自身细胞，识别并处理体内突变细胞、病毒感染细胞的能力。根据免疫力的获得方式不同，我们可以将其分为两种：

一、先天性免疫力，这种免疫力是人们一生下来就有的。二、获得性免疫力。这类免疫力是后天得到的，是通过人工培养得来的。

其实，免疫力并不是单纯的抵抗微生物的能力，而是一种抗原。比如，人体内的癌细胞，在体内也有抗原性的物质。因此，免疫力不但能够防止人们的身体生病，更重要的是他保护着人们的生命。

人体的免疫力并不是一成不变的。相反，它的存在是有一定的变化规律的，会随着人年龄的变化而变化。

人在十二岁以前的免疫力系统的发展并不完善，因此其功能并不是很强烈，人也很容易生病。

在 13 岁—45 岁之间，人的免疫力已经稳定了。但是这一时期的人，非常容易受外界因素的干扰，比如深受学习、工作、生活等压力，容易让身体中的免疫力分子合成降低，也就造成免疫力下降。对于女性而言，特别处于怀孕期间，哺乳阶段，更应该注意提高自己的免疫力。

当人过了 46 岁，身体的各个器官就开始逐渐的衰弱，免疫物质和生长因子的合成也会减少。免疫系统的机能开始逐渐下降，人也开始出现一些疾病。

总之，免疫力是人体的保护伞，帮助人体来识别和消灭一切外来物质。坚持锻炼，坚持走路，会让我们的免疫系统机能逐渐增强。有这样一句话："每天锻炼一小时，健康工作五十年，幸福快乐一辈子"。因此，平时一定不要忘记锻炼身体。

多动腿脚，血压不高

冬至后，我们将面临严冬的真正考验。对于高血压患者来说，冬天患中风的概率增大，因此更加需要加强自我保健。适当的运动能够调整血管收缩，使血压降低。下面我们就来介绍一些运动保健知识，帮助高血压患者健康过冬。

一、为什么冬天人的血压容易升高

有高血压病史的人，冬天有时会感觉头晕，血压也比平时偏高。原来，人的血压不但一天24小时有变化，而且也会因季节的不同而变化。一般情况下，人在夏天的血压偏低，到了冬天就会略升高一些，这是人体对周围温度变化的反应。人体受寒冷刺激后，会引起全身毛细血管收缩，血液循环外周阻力加大，这样血压就会升高。另外，一些老年人有动脉硬化，还很容易导致中风。所以高血压患者在冬季一定要常测血压，避免因血压忽高忽低引发中风。

二、为什么运动能降压

很多中医学的临床经验证明，运动有降低血压的作用。通过运动降低交感神经张力，引起血管顺应性改变和压力感受器敏感性增加，使总外周阻力下降，这样就能起到降压作用。坚持运动能使心肌纤维逐渐变得发达有力，增强心血管系统的功能，延缓心力下降。我们观察经常打太极拳或者坚持长跑的人就会发现，他们患高血压病和冠心病概率大大下降，心输出量、心脏收缩能力等指标有明显的提高。

目前，大多数中医都提倡运功疗法治疗高血压，一些轻度高血压患者并不一定需要服用降压药，用运动疗法也会达到治疗的效果。即使是需要服用降压药的患者，运动疗法仍可作为基础治疗，和药物相结合疗效会更好。

三、如何运动帮助降压

科学合理的运动方案是降压的关键。目前来说有氧运动是公认的比较有效的降压运动方式。它是指运动强度相对较低、持续时间较长、以有氧代谢为主要代谢形式的运动。有氧运动往往是全身性的，主要提高人体的心肺功能。常见的有氧运动包括：散步、慢跑、游泳、打太极拳、练气功、骑自行车等。调查显示，高血压患者可以适当参加此类运动，坚持下去血压就会逐渐下降或保持相对稳定。

运动强度不能过大，一般来说以中小强度为宜，运动时心率不能超过本人最大心率的60%—70%。一般40岁以下心率控制在140次/分，50岁左右控制在130次/分，60岁以上控制在120次/分以内。运动时间因人而异，一般来说每次30至60分钟为宜。中老年人运动最好定时、定量，贵在长期坚持。年轻人可适当加大运动频率，每周锻炼1至5次。中老年人可根据自己身体情况而定，一般每周3至4次，或隔日进行。

四、运动降压应该注意的问题

运动前应先检查身体，了解自己的身体状况，咨询医生自己是否适合采用运动疗法,并确定运动的最佳方案。

在运动过程中安全第一,避免激烈性或使血压起伏较大的急停急起的运动。锻炼时心情和全身肌肉都要放松,勿紧张用力,尽量不要做憋气动作。在血压不稳定或对锻炼还不适应时,避免做弯腰低头的动作,以防发生心绞痛、中风等意外。尤其是高血压性心脏病患者的运动量要小,根据自己身体情况逐渐增加活动量,运动后如果感到浑身轻松,食欲和睡眠良好,说明运动量适合自己,以后可以维持这个运动量,并在医生的指导下长期坚持。

高血压病患者锻炼时需要安静祥和的环境,消除紧张、忧虑等情绪因素,保证参加锻炼时心情愉快。严密监测血压,当血压升高时,适当服用降压药物,如果血压不稳定,暂不要锻炼,待血压稳定后再进行锻炼。锻炼选择项目要简单易行,以免增加患者精神负担。特别提醒:重症高血压病患者或有严重并发症者不要运动,如果想运动一定要在医生的指导下进行。

笔者再给大家介绍一种降血压的方法。具体做法是:脚尖着地为圆心,以膝关节带动踝关节左右各转20圈。按摩拍打涌泉穴、足三里、劳宫穴,各按摩拍打150次左右,早晚各做一次。坚持长期做效果最佳。

多动腿脚,降低血糖

生命在于运动,无论现在的身体状况如何,只要条件允许都应当积极运动，锻炼身体，让自己的身体保持健康。糖尿病患者也同样需要运动，他们的健康不仅与饮食有关，与运动也有很大的关系。科学安全的运动不仅有利于患者的身体健康，还能有效降低血糖，因此，糖尿病患者应在医生的指导下适度的运动。

首先糖尿病患者在运动前，必须做好充分的准备，随身携带含糖的饮料、食品，以备不时之需；运动时还要注意低血糖的防备及脚部的维护。为了避免出现低血糖的状况，糖尿病患者尽量不要在空腹或餐前运动（一般在餐后1—2小时运动较好）；使用胰岛素治疗者，也应该避免在胰岛素作用巅峰时段运动；另外运动前后及运动时期不要喝酒，否则有可能导致低血糖；万一运动时出现低血糖现象，应立即停止运动，补充糖分或食物。但是"少吃多动"，始终是多数糖尿病人努力的方向。

很多中医认为，运动不仅可以增进胰岛素功能、降低血糖，而且可以降低低密度脂蛋黑，提升高密度脂蛋黑，增强心肺功能，促进末梢循环，对病情的控制会有一定的帮助。对于肥胖型的非胰岛素依赖的糖尿病患者，节制饮食与加强运动是控制糖尿病病情的两个法宝，患者不妨"双管全下"，想办法将体重调降至正常标准，这么一来，往往可以不用服药。

至于对胰岛素依赖型糖尿病患者，则不能单独借助运动就能将血糖调控得当，如果血糖超过250毫升/摩尔时，运动后血糖反而有增高的可能。

因为糖尿病患者运动的习惯不是在短时间内养成的，是一个长期的运动因此糖尿病患者切勿单独运动，最好与同伴一起运动，这样万一发生低血糖的情况也会有人在身边。

如果糖尿病患者出现增殖性视网膜病变、肾病变、神经病变、缺血性心脏病、严重高血压时，应避免跑步、球类、跳跃、有氧舞蹈等比较剧烈的运动，以免病情恶化。相反，这类患者较适合温和运动，比如散步、爬山、游泳、柔软体操、骑车、爬楼梯、韵律操、练气功等。

对糖尿病患者来说，运动应该重视低冲击力的有氧运动，散步是其中最简单也最适合中老年患者的运动项目。以一位60公斤体重的人来讲，散步一个小时即可以消耗掉200大卡（快步消耗得更多），一天散步两次最好，早晚各一次，既不频繁也不无聊。平时也可以利用其他机会做运动，除散步以外，还可配其他类型运动，增添情趣，例如下楼时尽量步行，少乘电梯；出外时不妨提前一两站下车步行；看电视时，也可一面看一面甩手做做操，既享乐又可健身。

糖尿病患者最好避免在太热和太冷的环境中运动，而且睡觉前或运动后都要注意观察脚部有无变化，看看脚下有无受伤、破皮或长水泡等。如果是外出运动应携带识别卡，让他人知道你是糖尿病患者，以应不时之需。此外，运动前，最好先有5—10分钟的热身运动，然后逐渐进入主要运动，这样较为安全；主要运动结束后，再做5—10分钟的缓和运动，这样更能达到完全运动的目的。

学会走路方法，让自己更加的健康

走路，是每个人一生中一直在做的运动，人们平均每天会走3000至4000步，你现在的走路方式正确吗？事实上，我们大多数人的走路方式并不正确。

通过观察得出，大多数人的走路方式并非来自人的本能。中医也曾经说过这样一句话："8岁左右的孩子会模仿他们父母的走路方式。我们可以非常容易地从很多家庭的街头漫步中印证这一点。但如果孩子们模仿的是家长不健康的走路方式，会产生非常明显的弊端甚至伤害。"

那么怎样才是正确的步行方式呢？有些中医专家指明：关于正确的步行方式，并不仅仅是掌握正确的姿势那样简单，比如说，我们都知道在步行时胳膊应弯曲，但你之前知道胳膊应弯曲90度吗？即使知道，走路时按照这个标准走了吗？所以要想改掉坏习惯需要足够的实践。

老中医专门给出了一种步行方式：

1. 放松双肩，并随身体摆动。

2. 抬头挺胸，同时背部要直。

3. 选择两个重量均等的背包。

4. 以胳膊肘为轴弯曲胳膊90度，并与腿一起摆动，使我们的身体达到平衡。

5. 收下巴，保证脖子处在很自然的位置上，这有利于支撑头部并可以预防脖子疼痛。

6. 臀部处于水平，膝盖指向前方，骨盆收拢于躯干的下方。

7. 注意观察步子是否均衡用力。

8. 头向前看不要让它偏向一边，要让它保持挺直。

9. 肩膀不能松垮下来。

10. 脚趾不能先着地，应先让脚后跟着地，然后感受自己脚对地面的压力，脚趾跟着落地。

有规律性的快走能够改善心肺功能、提高新陈代谢速度、改善骨骼密度，从而减少患冠状动脉疾病、心脏疾病、糖尿病以及癌症的风险。医学专家表示："如果想要减肥，可以采取每周快走3到4次、每次30分钟至

45 分钟的办法，前提是快走的姿势一定要正确。如果我们步伐正确，就能够感觉到有些轻微地喘不过气，但还能说话。此外，快走还能舒减压力、改善睡眠质量减少我们的碳足迹。"

虽然步行对我们的身体健康有益，但采取错误的走路方式或者穿不合适的鞋，所带来的伤害也是很大的。能够包住脚后跟、鞋带能够系紧、并能在脚下提供弹力的鞋是最合适步行的好鞋。

走路还能透露什么信息呢？其实走路姿势与性格特征之间存在一定的联系：

大步走：步幅大的人清楚自己的目标在哪，正迈着大步努力实现这些目标。他们是有目标导向的群体。

大摇大摆地走：这类人一般还甩着手，故意采取这种步伐告诉所有人"我可是个人物，别来惹我，不然后果很严重"。

漫步：能够轻松漫步的人一般心情都比较放松，没有压力能够完全掌握自己的生活，这种自信的氛围会让他们产生吸引力。

拖着脚走路：这类人缺乏方向，经常寻求别人给自己指明方向。下垂的肩膀以及交叉的胳膊，也有意志消沉的表现。

选好鞋子是健康走路的重要保障

俗话说，磨刀不误砍柴工。我们要跑步，就应该挑选一双合脚的跑步鞋。如何挑选合脚的鞋呢？事实上这并不难，简单地说就是根据自己的脚型，选择合适的跑步鞋样式，然后就要考虑自己的实际需要，选择在功能上适合你的就行。总结起来，选购鞋子需要注意以下三个要素：鞋的结构、鞋的功能、你的脚型。

一、跑步鞋的结构

目前，鞋厂能生产出适合各种脚型的鞋子，以满足不同人的需要。通常情况下，跑步鞋根据其功能分为5种（比赛类、稳定类、减震加垫类、控制动作类、越野类），鞋型可以分为半弯曲型、弯曲型、直型3种。

无论什么品牌，质量较好的跑步鞋的主要结构都有相似性。一般外底是接触地面的一层，它的质地比较硬、耐磨而且具有防滑功能。当然我们平时也能看到一些少数极轻的跑步鞋没有外底，但这类鞋只适合在跑步机上跑步时穿。

跑步鞋的中层底是非常重要的减震层，它比外底软，脚弓处的支撑能够控制鞋弯曲的扭曲力，而且能将脚落地时的冲击力从脚跟传导到脚掌。这种鞋的后跟里都装有减震装置，对于跑步而言是很适用的。跑步鞋的内底通常都是可以取出的，对于减震和矫正脚型缺点而言，跑步鞋的内底是最后一道防线。跑步鞋的鞋面主要是让脚与鞋紧密结合，同时能够透气散热。鞋后跟的硬帮能够提高脚落地时的稳定性。

二、运动鞋的功能

具体而言，根据功能的不同，运动鞋可以分为以下5种：

1. 控制动作类：这种鞋比较适合中度至重度内翻型脚和体重较重的人。穿这种鞋跑步，可以提高跑步者对脚跟和跑步动作的控制，而且能够支持足弓部位，因为此鞋的足弓部位是经过加厚处理的，鞋的重量一般比较重。

2. 减震加垫类：这种鞋适合跑步技术较好、用脚前掌或中部落地，用脚掌与外侧支撑的跑步者。鞋的重量也比较重，而且鞋底都比较厚。

3. 稳定类：这种鞋适合轻度至中度内翻脚型，用脚中部与外侧支撑的跑步者。鞋本身重量中等。

4. 比赛类：这种鞋适合跑步技术好，体重较轻或脚轻度内翻的跑步者。鞋本身比较轻。

5. 越野类：这种鞋鞋底较厚，沟槽较深，适合在土地、林间等自然地面上跑步时穿。鞋本身偏重。

三、分析你的脚型

当我们了解了鞋的构造和功能后，就应该对自己的脚型有个比较清楚的了解。采用"湿脚测试"可以让我们了解清楚自己的脚型。所谓"湿脚测试"，就是让脚底沾水，然后踩在干燥的地面上，再根据脚印的形状看自己的属于哪种脚型。

通常，人的脚型主要有以下几种：

1. **标准型**

标准的足型首先是足弓高度正常，脚印中部有很大的弧度但不中断。跑步时，通常是脚跟外侧着地，这样可以减缓冲击力，最后过渡到全脚着地。从运动力学上讲，一位体重正常的人而且脚型标准的话，其跑步的效率是很高的。对于这种脚型的人而言，选择半弯曲型的稳定类或减震加垫类跑步鞋比较适合。

2. **平足型**

因足弓较低，所以脚印往往会很饱满，整个脚掌都会印在地上。平足的人，跑步的时候往往以脚跟外侧着地，然后过度地向内侧滚动，形成内翻。如果不注意矫正，很多过度磨损型的关节伤害就可能出现。对于平足跑步而言，应该选择直型或半弯曲型、备有特别加固的足弓部内垫的鞋，选这样的鞋有助于减少内翻的程度。要避免穿减震垫太厚或弯曲型跑步鞋。

3. 高足弓型

这类足型的人，脚印外侧很窄，几乎中断，足弓内部空间也非常大。这种脚在落地时，往往向内滚动缓冲不够，因此对冲击力的吸收减缓也不是很明显。对于这种脚型的人而言，选择减震加垫类、弯曲或半弯曲的鞋比较好。鞋底的可弯曲性应该较好地增加脚的活动范围，应该避免稳定类鞋。

另外，需要注意的是，无论你选择的是哪种类型与品牌的跑步鞋，试穿时应在正好合适的基础上加大半个号或者一个鞋号，因为运动时脚会发胀，所以要为此留出足够的空间。

走路减肥需要注意的五个关键点

一、晚饭后两小时瘦身效果最佳

首先，速度很重要，一般来说选择以 12 分钟走 1.5 千米的速度走完 4 千米，然后再以正常的速度走 10 分钟，以此来循环，然后再以这样的速度走完 4 千米，再以正常速度行走 10 分钟，如此反复效果最佳。还有一种行走方法就是持续 30 分钟到 45 分钟的快步行走，或者大步快走。速度大概保持在每分钟 120 步到 140 步为最佳。

二、行走随时随地可以进行

行走随时随地都可以进行，不同时间的行走，效果目的也不一样，比如早晨行走可以强身健体，饭后行走可以消食等，对于想减肥的人来说，行走时间最好是在晚餐后两小时。因为饭后两小时后脂肪增加量会达到最大，这个时候行走更容易减脂。

三、保持总时间量的不变

如果没有足够长的时间，也可以将 30 分钟到 1 个小时左右的集中行走时间分散到一些的零散时间段内进行即可，切记总时间量一定要保持不变。

四、行走的距离

行走的距离在 5 到 10 千米左右为最佳。当然也可根据自己身体情况而定，可以慢慢逐步达到这个水平。速度越快效果也越佳，但要量力而为，根据身体情况逐步提高速度。注意量的增加，但不要暴走。根据自身状况循序渐进，贵在坚持。

五、每天坚持行走

如果我们每天坚持行走 30 分钟到 1 个小时，2～3 个月后就会看到效果。每天都能坚持走 30 分钟，就能达到减肥和延年益寿的效果。行走是健康减肥最适宜的运动方式。走路可以预防老化和成人病，而且可以维持身体健康，这一事实已引起了世界的关注。为了让大家更好地区别运动走路与日常生活中的走路，我们可以将前者称为"训练走步"。近年来许多专家也开始对走路进行各种研究和调查。

标准的走路姿势才是健康的

每个人都有自己走路步态的习惯，这里面也可能蕴藏着一些有关健康的秘密。我们一共总结了 8 种走路步态，为我们提供了一些健康预警信号。

第一种：走路速度很慢

预警信号：寿命短

中医专家表示：走路速度的快慢可以预测寿命长短，并且在 75 岁以上老人群中相对更准确。一般人的走路速度是 0.9 米/秒，走路速度低于 0.6 米/秒的人寿命短的可能性会增加，而走路速度超过 1 米/秒的人寿命较长。

第二种：走路时手臂固定不动

预警信号：后背下方可能存在问题

中医专家认为，走路迈左腿时，脊柱就会向右旋转，那么右臂也会随之摆动。如果在行走时手臂不摇摆，意味着他后背的移动性可能受到了限制，容易引起后背疼痛和受伤。

专家支招：纠正走姿可先从纠正站姿做起

要纠正不良的走路姿势，可以先从纠正站姿开始改变，可以在家里对着镜子自我检查。人在照镜子时会自然地挺胸抬头。然后在走路时保持这种端正的姿势，做到不偏不斜，不前倾。

走路时的正确姿势应该是，头微昂，颈正直，双目平视前方，胸部自然上挺，腰部挺直，收小腹，臀部略向后突，走路时后蹬着力点侧重在跖趾关节内侧。

第三种：脚掌先着地

预警信号：椎间盘突出或者中风

一般人迈步时，先是脚后跟接触地面，如果走路时是脚掌先着地，大多是因为其肌肉控制力量较弱，这意味着，压迫神经引起了肌肉神经功能受损，可能是中风发作或椎间盘突出。

淑女的正确走姿

头部：最理想的走路姿势头部是垂直的，不要低头盯着脚下看，而是平视前方保持在3～6米的位置。可以把自己想象成玩偶一样，有一条绳子连接着你的头发，把你往上提拉。这样可以让颈椎合理支撑头部的重量，减缓颈部肌肉的压力，而且颈部线条看起来更流畅和优美。

胸部：一定不要含胸，要把胸部挺起来，同时收紧小腹和臀部，这样全身线条也会跟着收紧，女性的S曲线就能自然显现出来。

手臂：很多人走路时喜欢将手插兜，这种姿势是不正确的，应该让手臂轻微弯曲，随着步伐自然摆动，体现出韵律感。

肩膀：经常让肩膀放松，不要向前耸，也不要向后塌。如果想检测一下效果，让朋友帮忙从侧面看看，如果你的耳朵、肩膀、髋关节、膝盖都在一条直线上，就是很好的效果，身姿会更加挺拔和自信。

呼吸：走路时注意调整呼吸也是非常重要的，因为呼吸和人的体态有很大关系。如果你的呼吸急促或者比较浅时，上半身就会比较紧张，很容易导致驼背和耸肩，所以走路时可以有意识地调整呼吸，使呼吸匀称，可以走三步吸气一次，然后走三步呼气一次。

髋部：走路时，不应该让腰部承担所有的重量，应该把重心放在髋部，这样不仅有利于身姿保持挺拔，也可以大大减轻腰部的负担。

第四种：步幅小

预警信号：膝盖骨骼退化

脚后跟接触地面的那一瞬间，膝盖应该是笔直的。如果不是这样，则可能是膝盖骨的移动能力或者臀部的伸展能力受到限制，这种现象可通过按摩推拿来解决。

第五种：罗圈腿

预警信号：骨关节炎

中医认为罗圈腿通常是由于膝关节炎造成的，生活中有高达85%的人或多或少患有这种骨科疾病，大多是由于骨骼损耗引起的，如果情况严重，可通过支架进行纠正。

第六种：内八字

预警信号：风湿性关节炎

这种炎症会引起内八字的步态，在风湿性关节炎患者中85%的人会表现出这种特征。中医学上称为膝外翻或者外翻足，表现为小腿不能伸直，而是向外侧弯曲。这种步态非常与众不同，看上去不太好看，双膝并拢在一起，而踝关节向外翻。

第七种：踮着脚尖走路

预警信号：大脑可能有损伤

走路踮着双脚尖的，与肌肉紧张有关，一般来说当脊柱或大脑受到损伤时，也会出现这种情况。需要注意的是，刚学走路的小孩也多会暂时出现这种步态，刚开始不需要担心，如果一直如此应引起重视，带孩子到儿科就诊，进行检查。

第八种：跳跃着走路

预警信号：小腿肌肉绷太紧

足科医生认为，这种步态更常见于女性，因为女性长期穿高跟鞋，就会让小腿肌肉长期处于紧绷状态，导致脚后跟一着地面就会迅速抬起，所以女性还是少穿高跟鞋为好。